PUBLICATIONS POPULAIRES
DE MÉDECINE ET D'HYGIÈNE

Docteur GOUPIL

LES GRANDES MALADIES DU SIÈCLE

ÉTUDE SUR LES AFFECTIONS de la MATRICE et des OVAIRES

> Chaque siècle se caractérise par sa grande maladie : le XIIIe siècle fut celui de la Lèpre, le XIVe, de la Peste noire, le XVIe, de la Syphilis : le XIXe siècle sera nommé le siècle des Maladies de la Matrice.
>
> MICHELET : *l'Amour.*

CHEZ L'AUTEUR
14 – rue de Rivoli, – 14
PARIS

PUBLICATIONS POPULAIRES
DE MÉDECINE ET D'HYGIÈNE

Docteur GOUPIL

LES GRANDES MALADIES DU

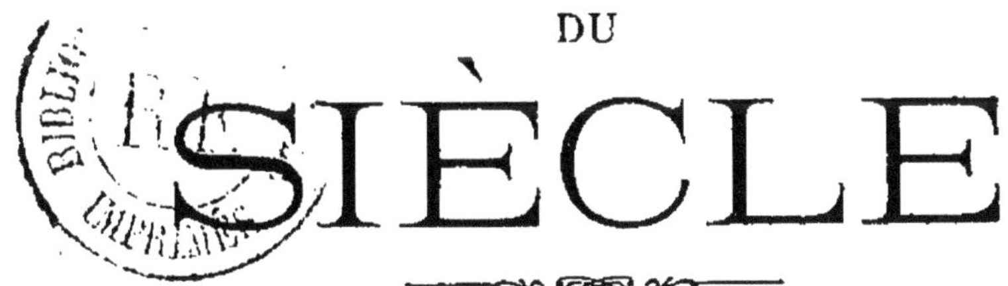

SIÈCLE

ÉTUDE SUR LES AFFECTIONS de la MATRICE et des OVAIRES

> Chaque siècle se caractérise par sa grande maladie : le XIIIe siècle fut celui de la Lèpre, le XIVe, de la Peste noire, le XVIe, de la Syphilis : le XIXe siècle sera nommé le siècle des Maladies de la Matrice.
>
> MICHELET : *l'Amour*.

CHEZ L'AUTEUR :
14, — rue de Rivoli, — 14
PARIS

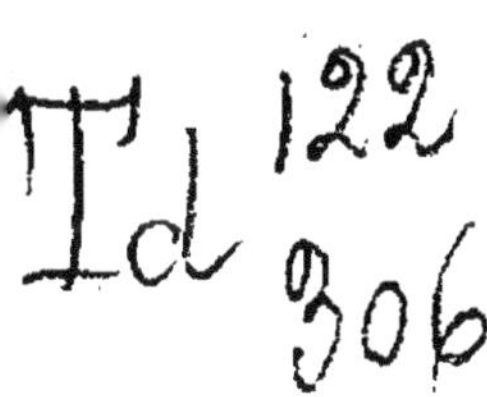

LES
GRANDES MALADIES
DU
SIÈCLE

Ce sont les maladies de la Matrice et de ses annexes, les Ovaires !

Propos de spécialiste, diront les septiques : vous voyez partout et toujours, comme cause des désordres qui vous sont soumis, la maladie que vous traitez le plus fréquemment et qui est devenue, en quelque sorte, l'élément fondamental de votre cabinet médical.

Cette illusion se rencontre souvent, nous le reconnaissons ; le spécialiste médical a tendance à faire graviter inconsciemment toutes les affections autour de sa spécialité, cela est vrai : mais est-ce ici le cas et peut-on nous adresser ce reproche ?

En aucune façon : cette opinion sur la fréquence et l'importance, en notre temps, des maladies de la Matrice est universellement admise dans la science, et nous pouvons la résumer par cette appréciation de Scanzoni, l'une des plus grandes autorités scientifiques pour tout ce qui concerne les maladies des femmes ; l'éminent praticien, qui a dirigé successivement les hôpitaux spéciaux de Prague et de Wursbourg, dit, dans son remarquable traité de la Métrite chronique : « Le médecin qui s'occupe particulièrement du traitement des maladies « des femmes, s'étonne à bon droit du « nombre considérable d'affections désignées sous le nom de *métrite chronique, d'engorgement, d'hypertrophie de la matrice* qui se présentent à son « observation. »

Il aurait pu ajouter, à juste titre : et aussi du nombre d'Ovarites aiguës ou chroniques, de névroses ovariennes, de tumeurs et de kystes de l'ovaire que le praticien est appelé à traiter, en proportion non moins considérable, ce dont on peut d'ailleurs se rendre compte assez exactement par la fréquence de ce qui constitue le symptôme principal de ces maladies: les désordres de la menstruation !

Cette notion de la fréquence extrême de ces maladies a eu son retentissement jusqu'en dehors du monde médical.

Lisez ce que dit à ce sujet le grand philosophe Michelet :

« *Chaque siècle, se caractérise par sa* « *grande maladie. Le XIII*[me] *siècle fut* « *celui de la Lèpre; le XIV*[me] *de la Peste* « *noire; le XVI*[me] *de la Syphilis; le XIX*[me] « *siècle est frappé aux deux pôles de* « *la vie nerveuse, dans l'idée et dans* « *l'amour, chez l'homme, au cerveau* « *énervé, vacillant, paralytique, chez* « *la femme, à la matrice, douloureu-* « *sement ulcérée. Ce siècle sera nommé* « *le siècle des Maladies de la Matrice,* « *— autrement dit de la misère et de* « *l'abandon de la femme, de son déses-* « *poir.* »

Tout est vrai dans cette remarque de l'un des plus grands esprits de notre temps, tout y est, nous allons l'établir scientifiquement, marqué au sceau de la plus saine observation.

Dans une de nos monographies consacrée à cette autre affection redoutable, *les Pertes séminales*, (1) établissons qu'elle est, le plus souvent, la cause secrète qui fait qu'en notre temps, l'homme, *au cerveau énervé, vacillant, paralytique*, est *frappé dans l'idée et dans l'amour !*

Ici nous voulons parler de la *Femme*, à la *matrice douloureusement ulcérée;* dire pourquoi ce siècle sera à juste tire, comme le dit le philosophe, appelé le *Siècle des maladies de la matrice et des ovaires;* exposer en quoi consistent ces *Maladies du siècle*, montrer ce qu'elles

---

(1) Nous tenons à la disposition de ceux de nos lecteurs qui voudraient étudier cette grave question de l'influence de la fonction génésique, chez l'homme, sur sa santé physique et intellectuelle, notre brochure, *Les Pertes séminales*, que nous leur enverrons gratuitement, sur leur demande.

deviennent ces *Maladies du siècle*, lorsqu'on les soigne, ce qu'elles deviennent aussi, lorsqu'on les néglige, ce qui nous permettra de faire voir, en fin de compte, que le penseur a sagement vu et exactement interprété, lorsqu'il dit qu'elles sont, ces *Maladies du siècle,* les causes de la *misère, de l'abandon de la femme et de son désespoir.*

PREMIÈRE PARTIE

LA MATRICE

ET

SES MALADIES.

CHAPITRE PREMIER

La Matrice.

L'appareil de la génération se compose, dans le sexe féminin, de deux petits organes glandulaires, où se développent les ovules ou éléments fécondables, se sont les Ovaires; d'une poche musculeuse, destinée à servir de lieu d'évolution au fœtus, c'est la Matrice; et enfin du Canal Vaginal par lequel les éléments fécondants peuvent atteindre la cavité utérine et y rencontrer les éléments fécondables.

La Matrice est une poche musculaire qui présente la forme d'une poire aplatie d'avant en arrière et dont la partie la plus élargie est tournée en haut. Son extrémité inférieure, rétrécie, constitue le col et vient saillir dans le fond du canal vaginal.

Lorsque la matrice est en état de vacuité, ses parois sont très-épaisses et sa cavité fort étroite, mais elle suit l'évolution du fœtus, pendant la conception, et sa capacité s'agrandit et ses parois s'amincissent, à mesure que l'enfant se développe.

La cavité du col est extrêmement petite, elle admet à peine l'introduction d'une aiguille à tricoter: elle se termine par un orifice entouré de reliefs charnus ou lèvres, qui constituent ce qu'on appelle le Museau de Tanche.

Le tissu de la matrice est très-abondamment fourni de vaisseaux sangnins; d'un autre coté, la station assise qui place cet organe dans une position déclive, par rapport au tronc, y amène facilement et y maintient un afflux sanguin, qui se transforme aisément, à la longue, en congestion, puis en ulcération du col: c'est ce qui explique la fréquence de ces maladies, chez les femmes trop sédentaires des villes; on peut affirmer que les neuf dixièmes des mères de famille en sont atteintes; heureusement que, contrairement à l'opinion populaire, ces affections ne sont nullement incurables.

Tous ces organes sont enveloppés des replis d'une membrame séreuse, qui recouvre tous les viscères abdominaux, le Péritoine, ce qui explique la fréquence des péritonites chez les femmes et surtout chez les mères.

Là matrice comme tous les organes et, pour des raisons que nous ferons connaitre, plus que tous les autres organes, dont se compose l'être humain, peut être frappée d'inflammation aiguë, qui, mal soignée, aboutit fatalement à l'inflammation chronique et à l'ulcère; l'ulcère utérin, négligé, est le point de départ de changements de tissus qui constituent les Dégénérescences et Tumeurs de la Matrice.

Cet organe peut, en outre, être avec ses annexes les Ovaires, le point de départ d'une grande Névropathie, la Névrose Utéro-ovarienne, dont l'étude se trouvera mieux placée, nous semble-t-il, dans la deuxième partie de ce travail..... Nous allons donc exposer seulement dans cette première partie:

1° L'Inflammation et l'Ulcère de la Matrice;

2° Les Tumeurs de la Matrice;

CHAPITRE II

L'Inflammation et l'Ulcère de la Matrice.

I. GÉNÉRALITÉS

La Métrite est l'inflammation de la matrice : elle est si fréquente que les femmes appliquent, à l'ensemble des symptômes qu'elle détermine, cette qualification générale, *Inflammation*, absolument comme les Romains appelaient Rome, la Ville.

Dans nos grandes cités, sous l'influence de régimes défectueux, de la vie sédentaire, ou par l'effet seul de la maternité, cette maladie est en effet si fréquente qu'on peut dire sans exagération : toute femme l'a, l'a eue ou l'aura.

Qu'on ne s'étonne pas, qu'on ne s'alarme pas surtout de cette affirmation. Nous allons, dans cette étude, la justifier pleinement, mais nous essayerons aussi de démontrer que la réputation terrible qu'on fait, dans le monde, à la métrite et à l'ulcère utérin, est absolument mal fondée.

Donc il n'y a pas de femme qui, à tel ou tel degré, dans telle ou telle phase de sa vie, n'ait eu l'engorgement du col, simple ou avec ulcération. C'est la maladie banale, la source de tous les malaises de la femme, et si l'on n'est pas, de ce fait, suffisamment pénétré, c'est que :

1° Beaucoup de femmes, croyant que les malaises, déterminés par les maladies de la matrice, sont naturels, ne les accusent pas ;

2° On attribue facilement à d'autres causes les signes de ces affections ;

3° Les malades répugnent à l'idée des recherches que ces affections entraînent, se soignent elles-mêmes, tant bien que mal, jusqu'au jour où, d'attermoiements en attermoiements, elles arrivent à des désordres tellement sérieux, qu'elles ne peuvent plus reculer.

Beaucoup de femmes, disons-nous, croient que les malaises dus à la maladie sont naturels ; on ne saurait croire, en effet, combien cette opinion est accréditée ;

c'est par milliers que l'on compte les malheureuses qui souffrent, qui souffrent terriblement et que leurs proches, leurs maris, c'est-à-dire, bien souvent, les auteurs inconscients de leur mal, consolent paternellement par ces phrases, aussi cruelles que banales : la femme se plaint toujours, la femme est faite pour souffrir !

Eh ! non, mille fois non, la femme n'est, pas plus que son doux maître, faite pour la souffrance ; la Bible elle-même, malgré sa rigueur pour le sexe faible, lui a dit : « tu enfanteras dans la douleur » et non : « tu vivras dans la douleur ». La nature n'a point créé, dans la femme, un organisme à ce point défectueux, que la souffrance en soit une espèce d'apanage physiologique. A l'état de santé, la femme ne doit souffrir dans aucune de ses fonctions : ni de l'estomac, ni des nerfs, ni du cœur, ni du ventre ; lorsqu'elle ressent un malaise quelconque, en quelque point du corps, c'est qu'il y a, à cela, une cause physique, facile à constater, facile à combattre et qu'il faut combattre, si l'on veut, non-seulement rendre la vie plus douce à la malheureuse patiente, mais aussi la préserver d'accidents plus redoutables.

Toutes les fois qu'une femme se plaint de douleurs vagues, mal définies et persistantes, on peut affirmer, sans crainte, qu'elle a quelque chose du côté de l'utérus. C'est qu'en effet on se tromperait grandement, si l'on supposait que ces maladies donnent lieu à des signes nettement définis, et comme caractères et comme siège : dans la moitié des cas environ, elles déterminent bien, au bas-ventre et surtout dans les reins, des douleurs qui, bien que confuses, sont assez caractéristiques, mais, souvent aussi, c'est par des complications éloignées qu'elles se manifestent.

On se tromperait encore en supposant que l'ulcère détermine toujours des écoulements : cela est vrai pour la majorité des cas, mais combien d'ulcères absolument secs et ce ne sont pas les moins redoutables !

Ce qui fait aussi, avons-nous dit, qu'on ne se rend pas compte de la fréquence de ces affections, c'est que, redoutant l'examen direct, qu'on croit assez généralement indispensable à la constatation de ces lésions, beaucoup de femmes aiment mieux souffrir en silence que de s'exposer à ces pénibles explorations : or, c'est ici que l'U-

ROSCOPIE joue le rôle bienfaisant, qui explique et justifie l'affluence des malades, atteintes d'affection de matrice, à notre cabinet.

Lorsqu'il s'agit des maladies utérines, le diagnostic peut, en effet, hésiter entre deux états pathologiques différents et qui réclament des médications antagonistes: les Névropathies et les Inflammations, avec toutes leurs conséquences immédiates ou éloignées, (déchirures, ulcérations, végétations, polypes; dégénérescences épithéliale, fibreuse et cancéreuse, etc.). Eh ! bien, dans ces deux ordres de maladies, l'urine présente une composition différente et tout-à-fait pathognomonique, de telle sorte que l'examen chimique de l'urine peut, dans ces cas, suppléer, pour le diagnostic, à l'exploration directe tant redoutée. Dans les maladies nerveuses, l'urine, en effet, est aqueuse, c'est-à-dire que l'eau y est en proportion considérable, par rapport aux autres éléments, tandis que dans les maladies inflammatoires, elle est, au contraire surchargée de ces éléments de dénutrition, auxquels l'eau sert de véhicule.

L'inflammation de la matrice, qu'elle soit déterminée par une irritation locale ou par une influence générale, réagissant sur le système circulatoire de l'utérus, peut produire les phénomènes suivants.

D'abord, le sang afflue avec force dans l'organe malade : c'est un état à peu près analogue à la turgescence sanguine physiologique, qui constitue le début de la menstruation ; c'est ce que l'on appelle la Fluxion utérine.

Spontanément ou sous l'influence du traitement, la maladie peu ts'arrêter là ; ou bien le sang après avoir afflué vers l'utérus, s'y maintient, y séjourne, et cette stase sanguine grossit le tissu, qui en est le siège, d'une façon un peu plus persistante que dans la Fluxion : deuxième acte de la maladie ou Congestion.

Jusqu'à présent, c'est un liquide qui gonfle l'organe, aussi les phénomènes sont-ils essentiellement passagers, et la maladie peut encore aisément se terminer par résolution ; que le mal persiste, et cette stase sanguine va donner naissance à une production exagérée de nouveaux éléments plastiques, à du tissu conjonctif ou cellulaire, qui, s'interposant entre les fibres du tissu utérin, déterminera une augmentation de volume, non plus passagère et fugace, mais solide et stable, et nous aurons l'Engorgement, l'Induration, l'Hypertrophie de la matrice.

Si, au contraire, l'inflammation va jusqu'à la suppuration, nous verrons apparaître tantôt des productions nouvelles, Granulations, Fongosités et autres ; tantôt des pertes de substance plus ou moins étendues : les Ulcérations. Si enfin le mal, laissé à lui-même, poursuit sa tâche, (si surtout le terrain est propice, c'est-à-dire si la femme présente une prédisposition générale), à l'inflammation, dont nous venons d'exposer sommairement les diverses phases, va succéder un nouvel état pathologique, bien autrement grave, la Dégénérescence Fibreuse, Épithéliale ou Cancéreuse.

La métrite, comme toutes les inflammations, peut être aiguë, c'est-à-dire rapide, prompte dans sa marche, prompte aussi à se résoudre ; ou chronique, c'est-à-dire non pas incurable, comme on le croit trop généralement dans le monde, mais lente dans ses manifestations, également lente à se modifier, sous l'influence du traitement le mieux choisi.

Nous allons, pour plus d'ordre et de clarté, consacrer un paragraphe différent à l'exposé des désordres anatomiques, des causes, des symptômes, de la marche, de la terminaison et du traitement de la maladie fort complexe, dont nous entreprenons l'étude ; mais avant, il nous paraît utile de dire pourquoi cette affection est à ce point fréquente, qu'elle constitue, comme nous le disons plus haut, l'Inflammation par excellence.

Pourquoi la matrice est-elle plus souvent enflammée que tout autre viscère ? Il y a, pour expliquer ce fait, des raisons tirées de la nature de l'organe, de sa fonction et de son siège, et aussi des conditions générales de la vie de la femme.

La matrice, étant destinée à fournir au fœtus les éléments de la nutrition, est une trame musculaire, largement traversée de vaisseaux de fort calibre ; c'est un parenchyme très vasculaire, une véritable éponge gorgée de sang.

D'un autre côté, alors que tous les organes ont une circulation plus ou moins abondante, mais toujours régulière et égale, la matrice seule est le siège, d'un apport sanguin excessif, revenant périodiquement. Une véritable lésion intermittente, ramenant, comme tout traumatisme, une fluxion intense, se reproduit mensuellement dans cet organe : c'est le phénomène de la menstruation.

Tous les mois, la chute de l'œuf amène dans le bassin, et surtout dans la matrice, une masse de sang qui, si les choses s'accomplissent normalement, est expulsé ensuite, sous forme de flux menstruel. Qu'un accident quelconque survienne, le flux s'arrêtera, et le sang se fixera dans les organes, sous forme de congestion ou d'inflammation. On peut donc dire que tous les mois, la femme est au seuil de la métrite et qu'elle n'y peut échapper qu'à force de soins et de précautions : or, combien souvent elle oublie ces soins et ces précautions nécessaires !

Que dirons-nous du siège occupé par la matrice ? C'est un espace étroit, inextensible, où sont entassés, se pressant l'un l'autre, trois organes : la matrice au milieu, la vessie en avant, la dernière partie de l'intestin en arrière, lesquels subissent, le premier par les congestions mensuelles, les deux autres par leur plénitude de tous les instants, des changements de volume, qui gênent plus ou moins la circulation de chacun d'eux. Nous pouvons certainement compter comme causes fréquentes de métrite, la constipation et l'habitude qu'ont les femmes de laisser la vessie se remplir, jusqu'à l'extrême limite de sa capacité.

Nous pouvons en dire autant de leurs habitudes sédentaires, dela station assise, à laquelle, pour la plupart, elles sont vouées, et qui, faisant du bassin la partie la plus déclive du corps, y détermine une stase sanguine, que suivent aisément la congestion et l'inflammation de l'organe le plus vasculaire de cette région, c'est-à-dire de l'utérus.

II. DÉSORDRES ANATOMIQUES

Quels sont les désordres matériels, produits par l'inflammation de la matrice?
Les deux premières phases de la maladie, la fluxion et la congestion, ne déterminent, cela va de soi, aucune modification persistante dans la contexture de l'organe; plus tard, on y constate un dépôt interstitiel de matière plastique, entre les éléments constitutifs de l'utérus, d'où résulte une augmentation notable de volume, s'accompagnant tantôt d'induration, tantôt de ramollissement.

La muqueuse utérine est épaissie, d'une couleur rouge vineuse, parcourue par des arborisations vasculaires; ses follicules muqueux sont engorgés, hypertrophiés, au point de présenter des reliefs appréciables au doigt; parfois les papilles qui la recouvrent augmentent de volume, sont gorgées de sang et deviennent de véritables fongosités; dans d'autres cas, l'épithélium qui la tapisse tombe, et le tissu muqueux, ainsi dépouillé, s'irrite, se creuse : c'est l'ulcération.

Les fongosités, les ulcérations : telles sont les terminaisons fatales des métrites négligées.

C'est qu'en effet la nature même de son tissu, sanguin et friable, expose la matrice plus que tout autre organe, à donner naissance à ces végétations inflammatoires qu'on appelle granulations ; il est même de remarque que cette métrite granuleuse, comme toute les inflammations granuleuses des muqueuses et notamment de la muqueuse du pharynx, se lie presque toujours à un état diathésique, dartreux, scrofuleux ou syphilitique. Quelle que soit leur origine, les granulations peuvent se développer sur toute l'étendue de la muqueuse utérine, mais, le plus souvent, sont restreintes à la surface du col, où elles constituent des petites végétations mamelonnées, d'un rouge vif, très-sanguinolentes, extrêmement variables d'étendue et de volume.

Cette terminaison de l'inflammation est la plus rare, et se rattache, nous l'avons dit, presque toujours à un état général, dont l'importance est prédominante ; il n'en est pas de même de cette autre terminaison de l'inflammation utérine, qu'on appelle ulcère. On peut considérer qu'elle est à ce point générale, que toute femme, que toute mère en est fatalement affligée dans le cours de sa vie. Les spécialistes anglais ont établi, par des statistiques minutieuses, qu'on trouvait des ulcérations utérines sur *plus des trois quarts* des sujets soumis à l'autopsie et ayant succombé à des affections quelconques. Si l'on veut comparer la fréquence relative des ulcères, par rapport aux autres affections de la matrice, on peut sans exagération affirmer qu'ils comptent pour plus des deux tiers, dans le nombre total des maladies utérines.

Et il en doit être ainsi : le tissu de la matrice est tel que toute lésion y doit fatalement aboutir à la perte de tissu. Qu'il s'agisse de l'inflammation simple, le premier effet produit par l'afflux sanguin, sera de déchirer l'épiderme qui recouvre le col ; puis le passage incessant des produits inflammatoires sur la muqueuse, ainsi mise à nu, continuera de l'irriter de plus en plus profondément. c'est-à-dire y produira l'ulcération. C'est ce mode de production qui explique la prédominance des ulcères à la lèvre inférieure du col.

Ces ulcères ont toutes les formes, toutes les étendues ; ils sont souvent limités à la cavité même du col et on ne voit au bord qu'un petit liseré d'érosion ; souvent ils s'étendent autour de cet orifice, à une distance plus ou moins grande, surtout du côté de la lèvre inférieure ; il n'est pas rare de les voir couvrir toute la superficie du col.

Tantôt superficiels, ils semblent n'être qu'une érosion épidermique de la muqueuse ; tantôt ils ont les bords à pic, un fond mamelonné, bourgeonnant, tantôt enfin leur fond se recouvre de végétations fongueuses qui, d'abord isolées, finissent par se conglomérer et constituer les fongus utérins, c'est-à-dire de véritable tumeurs, qui ne diffèrent des graves dégénérescences, cancéreuses et autres, que par leur caractère plus bénin et une plus grande tendance à la guérison.

Pour être complet dans cette étude des désordres anatomiques de la métrite, nous devons ajouter qu'on constate souvent, comme conséquences de cette maladie, l'inflammation des organes voisins, l'ovarite, l'inflammation de l'oviducte, des phegmons et des abcès, soit au dessous de l'enveloppe péritonéale de l'utérus, soit dans les ligaments que le péritoine forme, par ses replis, sur les côtés de l'organe et enfin des fistules, s'ouvrant dans la vessie, dans le rectum ou dans le péritoine.

III. CAUSES

Les causes de la métrite et de l'ulcère utérin peuvent se diviser en causes prédisposantes et causes déterminantes.

§ 1. *Causes Prédisposantes.*

Les causes prédisposantes sont l'âge, la constitution et le tempérament, la profession, la situation de fortune et l'état de célibat ou de mariage.

On observe surtout les affections inflammatoires de la matrice, à l'âge de l'activité fonctionnelle de l'appareil génésique, de la puberté à la ménopause, c'est-à-dire de 15 à 45 ans, et surtout dans la période où cette fonction a son maximum d'intensité fonctionnelle : les femmes de 28 à 30 ans forment le contingent le plus considérable des maladies inflammatoires de la matrice, traitées à notre cabinet, tandis que c'est à partir de 40 ans, à partir du début de l'âge critique, que nous rencontrons le plus grand nombre des dégénérences et des tumeurs de cet organe.

Il paraît certain que la métrite frappe

aussi fréquemment les constitutions fortes et les tempéraments de bon aloi que les constitutions fragiles et les tempéraments lymphatiques; chez les premières, elle se guérit avec une grande rapidité, tandis qu'elle aboutit, chez les autres, plus sûrement, étant négligée, aux dégénérescences: les parasites ne se développent que dans les mauvais terrains. Mais il n'y a rien là de spécial à la métrite, il en est de même de toutes les maladies.

Les professions ou les habitudes sédentaires exercent une influence indiscutable sur le développement des maladies de la matrice, et ce fait a son explication rationnel que nous avons fait connaître.

C'est la différence dans les occupations et les habitudes, qui nous explique, avec d'autres causes générales, la fréquence relative des affections de la matrice, dans les grands centres de population. C'est qu'en effet, la femme des villes, grande dame inoccupée et inactive dans son salon, ouvrière assidue à son atelier, passent presque toutes leurs journées sur une chaise, tandis que la femme des champs est presque toujours en mouvement.

L'influence de la fortune et le bien-être qui en découle, se fait-elle sentir, comme cause de cette affection ? Nous ne saurions trop le dire. Il est certain que la misère fait, à la longue, ces constitutions débiles que nous avons retenues, comme causes prédisposantes des dégérescences ; mais, est-ce parce qu'elles sentent plus facilement que les autres la douleur qu'elle produit, et s'en plaignent plus tôt, il nous a semblé que nous voyons, à notre cabinet, les femmes de la classe aisée, en proportion à peu près égale avec les femmes de condition pauvre.

Entre toutes les causes prédisposantes, la plus importante est le mariage, et surtout le mariage ayant reçu sa sanction naturelle, la maternité ; nous verrons, en effet, que toutes les blessures peuvent faire naître la métrite et la maternité est une terrible blessure. Est-ce à dire que les vierges soient à l'abri de ces sortes d'affections ? Non point : si elles sont soustraites à deux causes prédisposantes de premier ordre, elles trouvent parfois dans leur genre de vie, dans leur activité souvent excessive, dans les marches forcées à pied ou en voiture, dans le saut, dans les danses auxquelles elles se livrent, des occasions d'ébranlement et par suite d'inflammation, pour les organes du bassin.

Ajoutons que l'installation de la menstruation et les difficultés qu'elle rencontre souvent, surtout chez les jeunes filles délicates des villes, peuvent fort bien aboutir à la congestion et à l'inflammation utérine.

2. *Causes occasionnelles.*

Nous venons d'exposer sommairement les causes prédisposantes, parcourons maintenant les causes occasionnelles.

Nous avons dit déjà que les troubles de la menstruation pouvaient transformer le flux mensuel normal, physiologique, en une congestion morbide.

C'est ainsi que l'absence de règles (*Aménorrhée*), qui est le plus souvent l'absence du phénomène visible, c'est-à-dire de l'hémorrhagie, mais non de la fluxion qui la précède, la *Dysménorrhée*, c'est-à-dire la menstruation laborieuse et douloureuse, tous ces désordres peuvent être le point de départ de l'inflammation utérine. Mais cette terminaison est bien plus à craindre encore, lorsqu'il s'agit de suppressions accidentelles du flux menstruel; toutes les fois qu'une jeune fille ou une femme, par ignorance ou imprudence, à de certaines époques, s'expose localement au froid, surtout par application de l'eau froide, elle peut arrêter brusquement le flux cataménial et le fixer sur l'organe même, sous forme de congestion ou d'inflammation.

La cause précédente est principalement à l'actif des jeunes filles, car les femmes connaissent assez généralement les règles d'hygiène, afférentes à cette fonction. Lorsque la jeune fille devient femme, elle est soumise à d'autres causes d'inflammation de la matrice : les rudesses des premières approches, la disproportion des organes, les abus génésiques, inséparables de la lune de miel, à laquelle s'ajoute souvent la fatigue d'un voyage complètement inopportun, font souvent naître, non pas seulement la vaginite, mais aussi la métrite. Le nombre est grand de ces jeunes ménages, qui débutent dans la vie conjugale par un double accident, le mari prenant souvent, et pour les mêmes causes, une maladie analogue.

La plus importante de toutes les causes,

c'est comme pour toute inflammation, le *Traumatisme,* c'est-à-dire une lésion matérielle de l'organe, une blessure enfin, sous l'une des formes multiples que nous allons faire connaître.

Et ici encore, nous trouvons l'explication toute naturelle de la fréquence des maladies de la matrice ; de tous les organes qui constituent l'être humain, un seul, en effet, reçoit une blessure, une ou plusieurs fois, dans le cours de la vie, et cela pour l'accomplissement d'un phénomène physiologique: nous voulons parler de l'accouchement simple qui, en dehors de toute lésion apparente de l'organe, est souvent suivi de l'inflammation de l'utérus, (*Métrite puerpérale*), aussi bien que de l'accouchement laborieux, qui distend l'orifice du col, en déchire les bords, y déterminant une fissure, que le passage incessant de liquides irritants transformera fatalement en ulcère.

Après les opérations nécessitées par l'accouchement, nous devons citer encore, comme causes d'inflammation de l'utérus, toutes les manœuvres opératoires mal dirigées, auxquelles le traitement des maladies de matrice, peut donner lieu : l'application brutale ou maladroite du spéculum, le cathétérisme de l'utérus, les positions fausses données à l'organe, pour l'examiner ou le saisir, les tractions exercées sur lui, pour l'avulsion des polypes ou des autres tumeurs, la dilatation forcée ou le débridement du col, en vue de lui donner un calibre suffisant, pour combattre la dysmenorrhée ou l'infécondité, les douches utérines, la cautérisation même, faite sans mesure, avec des instruments mal choisis ou avec certains agents d'un emploi dangereux, les abrasions de fongosités, enfin le séjour à demeure des anciens pessaires, dont la présence, sans guérir les maladies pour lesquelles on les applique, a le privilége d'irriter profondément le tissu du col : toutes ces causes figurent, et dans une large proportion, dans la production de la maladie qui nous occupe.

Le traumatisme déterminé par des manœuvres criminelles, quand il n'est pas suivi d'accidents mortels, ce qui est, qu'on le sache bien, le plus fréquent, entraîne fatalement aussi la métrite aigüe, suivie de toutes ses complications : il en est de même évidemment de toutes les blessures, des chocs, des lésions accidentelles, auxquelles la matrice est exposée, comme tous les organes, nous pouvons même dire plus que beaucoup d'autres organes, puisque, étant libre et flottante dans le bas-ventre, elle ressent le contre-coup de toutes les secousses imprimées au corps.

IV. SYMPTOMES

L'inflammation de la matrice est peut-être, de toutes les maladies, celle qui présente les symptômes les plus divers, aussi est-il nécessaire d'apporter beaucoup d'ordre, dans l'exposé des signes de cette maladie.

Comme toute maladie, la métrite détermine des phénomènes locaux, c'est-à-dire dont l'organe malade est le siège, des symptômes de retentissement sur les organes voisins et enfin des troubles généraux, ou de retentissement sur l'organisme tout entier. Pour plus de clarté, nous subdiviserons notre étude en trois parties : signes locaux, signes de voisinage, symptômes généraux.

§ 1. *Signes locaux.*

Comme toute inflammation, la métrite détermine dans l'organe atteint, de la douleur, de la chaleur, de la rougeur, une certaine augmentation de volume et enfin des troubles fonctionnels multipliés.

Nous répétons ici, pour n'y plus revenir, que l'intensité de tous ces phénomènes est naturellement subordonnée au caractère d'acuité ou de chronicité, comme aussi au degré de l'inflammation; que, très-intenses dans la métrite aiguë, surtout dans la métrite puerpérale, ils le sont moins, lorsque la maladie se borne à l'état fluxionnaire ou congestif ou lorsqu'elle prend la marche chronique.

Ceci dit, étudions successivement ces divers symptômes.

La douleur est quelquefois aiguë, surtout dans la métrite puerpérale, où elle détermine une tension du ventre, qui porte les malades a se pelotonner ; souvent elle donne la sensation d'un phlegmon qui va s'abcéder, *d'un mal qui va aboutir*, selon l'expression populaire; souvent aussi elle est continue, sourde et lourde ; c'est la sensation d'un poids, d'un corps étranger, qui gêne par sa présence les organes voisins, détermine une impression de plénitude et d'étranglement et qui semble vouloir s'échapper au dehors ; lorsque ces sensations succèdent à l'accouchement, il n'est pas rare de voir les femmes faire quelques efforts, pour aider à l'expulsion de ce corps étranger imaginaire.

Cette douleur est continue, avons-nous

dit; elle est soumise pourtant à des exacerbations plus ou moins douloureuses, dans tous les mouvements communiqués à l'organe. C'est ainsi que l'accomplissement de la fonction génésique devient souvent impossible, par suite des souffrances cruelles qu'elle détermine. Il en est de même de tous les ébranlements physiques que ressent la malade : nous ne parlons pas seulement de ceux qu'elle peut à volonté s'épargner, tels que le saut, la course, la danse, les secousses des voitures, etc., mais l'acte de la défécation, la toux, l'éternuement, les faux pas, les chutes déterminent, dans le bassin, une douleur brusque, telle que l'appréhension de cette douleur n'est pas sans influence sur la tendance habituelle, et peu favorable à leur guérison, qu'ont les femmes atteintes de métrite, à rester sédentaires.

Elles redoutent tellement les douleurs de ces secousses et connaissent si bien toutes les causes qui les déterminent, lorsque la maladie date de longtemps, qu'elles prennent instinctivement une allure spéciale, en sorte que, s'il est comme nous le verrons plus loin, un *facies* utérin caractéristique, nous pouvons affirmer qu'il y a aussi une démarche, une attitude, un *habitus* enfin, absolument spécial aux maladies utérines.

Ces malades ont la démarche posée, prudente ; elles traînent les pieds, tiennent de préférence le torse un peu incliné et cela, instinctivement, de peur de tendre les parois du ventre ; elles ne s'assoient qu'avec certaines précautions, en plusieurs temps, de côté, sur le bord de la chaise, afin d'éviter jusqu'à la légère secousse d'un mouvement plus franc et plus rapide.

La chaleur de l'inflammation existe surtout dans la métrite aigue ; elle se traduit par une ardeur intense et des démangeaisons intolérables à l'orifice vulvaire.

Outre ces quatre symptômes de toute inflammation, certains troubles fonctionnels caractérisent la métrite : le plus souvent c'est une suspension brusque des règles, ou bien la dysmenorrhée congestive, c'est-à-dire une menstruation douloureuse et difficile, tantôt ce sont des retards insolites, dans le retour, jusque-là régulier de l'époque, tantôt des modifications très-appréciables dans la durée, l'abondance et l'aspect du flux menstruel. On comprend, sans autre explication, le mécanisme de la plupart de ces troubles, mais ce qui s'explique moins bien, ce sont ces métrites, et on en observe parfois, qui s'accompagnent de pertes de sang.

L'inflammation ne modifie pas seulement la fonction menstruelle, elle peut aussi compromettre passagèrement ou définitivement l'aptitude à concevoir ; elle peut produire des dépôts fibrineux obstruant à tout jamais les voies de la fécondation.

L'inflammation de la matrice détermine généralement un écoulement plus ou moins abondant, d'aspect et de composition plus ou moins variable ; tantôt il est assez fluide, transparent, c'est un liquide albumineux, qui empèse seulement le linge: c'est le mucus surabondant ou flux catarrhal; d'autres fois il est jaunâtre et d'une consistance plus épaisse, c'est du muco-pus, qui peut être plus ou moins rosé ou mélangé de sang.

En est-il toujours ainsi ? L'écoulement blanc est-il un signe absolu des inflammations utérines ? Non, le nombre est considérable des métrites qui, à toutes les phases de leur évolution, même à l'état d'ulcères, ne donnent lieu à aucun flux ;

d'un autre côté, il existe, en nombre considérable, des leucorrhées ou flueurs blanches, dues exclusivement à l'état générai, à l'appauvrissement du sang, et ne s'accompagnant d'aucune modification appréciable de l'organe.

§° 2 *Signes de voisinage*

Tels sont les symptômes propres à l'utérus lui-même. Mais la place occupée par la matrice, dans un espace restreint, au milieu d'organes avec lesquels elle a des rapports très-intimes, fait que le moindre changement dans sa contexture, et surtout dans son volume, retentit vivement sur tout ce qui l'entoure et détermine des symptômes de voisinage, que nous allons faire connaître.

L'utérus se trouve, nous le savons, dans le petit bassin, entre la vessie, qui est en avant, et la dernière partie de l'intestin, qui est en arrière ; les ovaires et leurs replis séreux la flanquent de chaque côté ; enfin, sur les parois même de la cavité qui contient tous ces organes, passent les vaisseaux et les nerfs qui, du ventre, se dirigent vers les membres inférieurs.

Eh! bien, selon son siège, son étendue, son intensité, la métrite pourra compromettre la fonction de chacun de ces organes.

En pressant sur la vessie, la matrice engorgée déterminera des émissions douloureuses et ces besoins fréquents d'uriner, qui constituent ce qu'on appelle le Ténesme vésical. Cette influence des maladies de la matrice sur l'appareil urinaire, lorsqu'elle est considérable, c'est-à-dire lorsqu'il s'agit d'un développement excessif de l'organe, peut aller jusqu'à produire la cystite, suivie de la desquammation de la muqueuse vésicale et, à la suite, l'albumurie; mais ce phénomène s'observe surtout dans les dégénérescences utérines.

Une pression analogue s'exerce toujours, même dans les cas légers, en arrière, sur le rectum et détermine cette constipation, accompagnée d'épreintes, de besoins factices, constituant ce qu'on appelle le Tenesme anal; les hémorrrhoïdes sont aussi une des conséquenses fréquentes de la compression du bas-intestin. C'est cette constipation habituelle, chez les malades atteintes de métrites, qui détermine le ballonnement, le gonflement du ventre, et tout le cortège des symptômes, auxquels s'applique vulgairement la qualification d'Inflammation.

Pour la combattre cette constipation, (qui est, en même temps, cause et effet de la maladie de matrice), ainsi que les malaises intolérables qu'elle détermine, les malades ont recours, d'instinct, à tous les agents purgatifs et elles les choisissent au hasard, ne se doutant pas qu'un grand nombre de ces agents, l'aloès, les pilules, les élixirs, etc., ne font, après le premier effet produit, que redoubler la constipation et augmenter la congestion utérine. Pour atténuer, sans danger, cette constipation si pénible, il faut recourir aux lavements simples, ou mieux encore faire usage, chaque matin, d'un verre d'eau minérale laxative, de l'eau de Saidschutz ou de Sedlitz naturelle, auxquelles nous donnons la préférence, non seulement à cause de leur incomparable efficacité, mais aussi à cause de leur saveur peu désagréable, qui rend facile l'administration de ces laxatifs.

Si le rectum, c'est-à-dire la dernière partie de l'intestin, se trouve placé à peu près directement derrière la matrice, l'avant-dernière partie de cet intestin.

qu'on appelle l'S iliaque, se trouve située un peu au-dessus et à gauche. Or, c'est là que, par suite de l'obstruction du rectum, s'accumulent les matières fécales, y déterminant à la longue une espèce de subinflammation catarrhale, qui se manifeste, de loin en loin, par des garde-robes glaireuses caractéristiques; c'est ce fait qui explique pourquoi c'est, le plus souvent, dans le flanc gauche qu'on observe de la douleur à la pression ; c'est aussi peut-être à cette cause, qu'on doit d'observer beaucoup plus souvent l'inflammation de l'ovaire gauche, comme complication de la métrite.

Les trompes et leurs pavillons peuvent être également atteints d'inflammation par retentissement, mais c'est surtout la masse cellulo-séreuse, dans laquelle ces organes sont plongés, et qui, sous forme de ligaments ou mieux de replis péritonéaux, les rattachent à la matrice, dont ils ne sont, en somme, que les annexes, ce sont, disons-nous, ces replis qui deviennent le plus souvent le siège de phlegmons, plus ou moins étendus. Ces phlegmons peuvent finir par résolution ou déterminer, au contraire, ces abcès péri-utérins qui, selon le point qu'ils choisissent, pour s'ouvrir au-dehors, produisent des désordres plus ou moins graves ; ils s'ouvrent, en effet, tantôt dans le vagin, tantôt dans la vessie ou dans le rectum, tantôt, ce qui est beaucoup plus redoutable, dans la cavité même du péritoine.

Tous ces organes, distendus par l'inflammation, occupent une cavité inextensible, puisqu'elle est formée par les os du bassin : ils compriment contre ses parois les vaisseaux et les nerfs des membres inférieurs, qui traversent cette région : c'est ce qui explique tout naturellement les douleurs plus ou moins vives, que les malades ressentent, tantôt d'un côté, tantôt des deux côtés, selon le siège du mal, dans les aines, dans les cuisses, et quelquefois dans toute l'étendue des membres inférieurs ; cette douleur prend parfois le caractère d'un fourmillement intolérable. C'est un mécanisme analogue, l'obstacle apporté au cours du sang par les organes du bassin, gonflés par l'inflammation, qui produit l'empâtement et l'œdème qu'on voit souvent apparaître dans les jambes.

Nous pouvons rattacher aux signes précédents, non à titre de symptômes de voisinage, mais comme phénomènes sympathiques, inséparables de toute modification physiologique ou pathologique de l'utérus, certaines sensations, pouvant aller jusqu'à la douleur, et parfois même une augmentation de volume assez appréciable, que signalent du côté des seins, les personnes atteintes de métrite.

§° 3. *Symptômes généraux.*

Nous venons de présenter le tableau d'ensemble des signes locaux et de voisinage que la métrite peut déterminer. Il est certain qu'ici, comme dans toutes les affections, un ou plusieurs de ces signes peuvent faire défaut, mais ce qui est particulier à la métrite et à un très petit nombre d'autres maladies, c'est que tous les symptômes locaux peuvent manquer, ou du moins se présenter d'une façon si confuse, si effacée, qu'il est souvent impossible de déterminer nettement, nous ne dirons pas seulement la nature et le degré, mais même le siège de l'affection.

Comment expliquer cela? Comment admettre que la congestion pourra fluxionner l'organe, l'inflammation y poursuivre sa marche, l'ulcération en éroder la substance, sans que la douleur, le développement exagéré, les écoulements inflammatoires, ou des désordres du côté de la vessie ou du rectum, viennent dire formellement au praticien : c'est la métrite.

Pour se rendre compte de ce fait, il suffit de se rappeler qu'il s'agit ici d'un parenchyme profondément situé, qui, comme tous les organes analogues, jouit d'une sensibilité assez peu précise, qu'il présente de plus ceci de particulier, d'être le siège de mouvements fluxionnaires physiologiques, dont les manifestations, revenant par intermittences régulières, habituent peu à peu les femmes à ne pas tenir grand compte des malaises vagues, indéterminés, qu'elles ressentent dans cette région ; qu'enfin les flueurs blanches, de nature non inflammatoire, sont si fréquentes, dans les villes surtout, que les malades attachent généralement peu d'importance à ce symptôme.

Quoi qu'il en soit, la matrice peut être fluxionnée, enflammée jusqu'à la suppuration, son col couvert d'érosions et d'ulcérations profondes, sans que rien, rien absolument l'ait pu révéler, non pas seulement à la malade, mais même au praticien peu habitué à traiter ces affections spéciales.

Rien, sauf toutefois des signes généraux, tellement éloignés, en apparence, de la cause insidieuse qui les détermine, qu'ils ne peuvent en faire naître l'idée qu'à l'esprit de ceux qui traitent en grand nombre les maladies des femmes. Ce sont ces signes généraux, d'une importance considérable, on le conçoit, que nous allons faire connaître.

On croirait aisément qu'il existe dans la nature une loi de compensation, en vertu de laquelle les troubles généraux que produit une maladie, sont en raison inverse de la douleur locale qu'elle détermine ; ainsi la métrite qui, pour les raisons que nous avons dites, donne le plus souvent des sensations assez confuses dans la région du bassin, détermine un état général de *Nervosisme*, c'est le mot à la mode, tout-à-fait saisissant. C'est un état d'esprit irritable, agacé, une tristesse sans cause, des pleurs, ce qu'on appelait autrefois des attaques de nerfs ou des vapeurs, quelquefois de véritables crises d'hystérie. Parfois cet éréthisme nerveux se localise, mais loin du mal, cause de tous ces désordres. Ce sont alors des névralgies dans divers points du corps, des céphalées ou migraines nerveuses, de la cardialgie, c'est-à-dire une angoisse profonde, s'accompagnant d'étouffements et de palpitations, de la névrose pulmonaire, donnant lieu à une toux analogue à celle de la phthisie au début, des spasmes au pharynx, déterminant la sensation si bizarre, qu'on a appelée la *Boule hystérique* ; ce sont surtout des désordres gastralgiques, tellement fréquents, dans les affections de cette nature, que nous songeons tout de suite à une maladie de la matrice, toutes les fois qu'une femme se plaint de l'estomac.

Ces désordres digestifs se manifestent d'abord par une inappétence plus ou moins complète ; si la femme se contraint à manger sans appétit, des digestions laborieuses, congestionnant le visage, s'accompagnant d'une production énorme de gaz, qui distend le ventre et le grossit démésurément, parfois des nausées, voire même des vomissements, de la constipation, interrompue de loin en loin par de véritables débordements de selles glaireuses, surviennent successivement.

L'organisme, ainsi troublé dans la fonction de digestion, ne tarde pas à montrer les effets de ce désordre et l'anémie est le résultat le plus certain de ces troubles digestifs, l'anémie avec tout son cortége de symptômes : palpitations, étouffements, faiblesse générale, allanguissement, pâleur, bouffissure de la face, qui ne tarde pas à revêtir, dans ces conditions, l'aspect particulier, qu'on a, avec raison, dénommé le *facies* ou *visage utérin*, aspect qui suffit le plus souvent pour apprendre au praticien expérimenté, dès qu'elle entre dans son cabinet, que la femme qui vient le consulter, est atteinte d'une lésion plus ou moins sérieuse du côté de la matrice.

Tel est l'ensemble des désordres locaux et généraux que déterminent l'inflammation et l'ulcère de la matrice.

V. MARCHE, TERMINAISON, TRAITEMENT.

Quelle est la gravité des diverses altérations dont le col utérin peut être le siège? La congestion, l'inflammation, même profonde, du col est une maladie légère, que quelques soins et un régime approprié font aisément disparaître. L'ulcère (l'ulcère non cancéreux, bien entendu), est plus résistant, mais il est encore curable.

Cette appréciation nous met en contradiction avec l'opinion généralement reçue : l'ulcère de la matrice a une mauvaise réputation ; dans le monde on n'a qu'à prononcer ce nom pour voir les visages s'assombrir, et, de l'avis même d'un grand nombre de praticiens, c'est une maladie difficilement curable. Eh, bien ! nous affirmons, nous, qu'avec notre méthode de traitement, *tous les cas d'Ulcères simples de la matrice sont, dans un délai variable, selon leur étendue, non point seulement améliorés, dans leurs symptômes, enrayés dans leur développement, mais radicalement et à tout jamais, guéris.*

Quelle médication héroïque lui opposons-nous donc, pour obtenir de tels résultats? On nous permettra, sur ce point, une certaine réserve: les maladies de la matrice sont de telle importance, qu'elles réclament presque toujours l'assistance et la surveillance assidue d'un médecin expérimenté.

Nous pouvons dire toutefois que la supériorité de ce traitement est due à un choix plus rationnel des médicaments locaux, destinés à la matrice.

Après de nombreuses applications, (voilà plus de vingt ans que nous nous consacrons à l'étude de ces affections,) et un examen comparatif minutieux de tous les agents préconisés par les praticiens de France et de l'étranger, nous nous sommes, en fin de compte, arrêté à ceux qui constituent notre Injection Astringente, dont la liqueur concentrée, titrée d'une façon précise, doit être, pour l'usage, diluée dans la proportion d'une cuillerée à bouche de liqueur, pour un verre d'eau tiède ou froide, à volonté.

Les effets obtenus par cette préparation, employée seule, dans les cas benins, aidée d'une médication générale appropriée, dans les cas graves, nous permettent de placer au rang des plaies ordinaires, d'une guérison facile, les congestions, les inflammations, les excoriations et même les ulcérations simples du col de la matrice, ces maladies pendant si lontemps réputées incurables. Quant à la congestion soit de la matrice, soit des ovaires, qui, participent presque toujours à l'état fluxionné de l'organe principal, elle s'atténue avec une extrême facilité sous l'influence de notre Mixture Fondante, dans laquelle bien entendu, — nous sommes un antimercuriste déclaré, — n'entre aucun élément mercuriel, mais seulement des principes iodiques d'une inocuité absolue, au point de vue de la santé générale. En ce qui concerne la médication générale appropriée dont nous parlons plus haut, elle a pour base, en dehors des indications individuelles, deux agents principaux, savoir:

1° Pour entretenir la liberté du ventre, ce qui est d'une importance capitale et faire par l'intestin une dérivation anti-inflammatoire indispensable, l'Eau minérale Déplétive, dont la Solution Mère préparée sur nos indications, contient des sels laxatifs qui ne font que provoquer la salivation de l'intestin sans jamais l'irriter ni provoquer un échauffement consécutif, ce qui arrive fatalement avec tous les autres agents purgatifs;

2° Pour combattre l'anémie, cause primordiale la plus fréquente de la stase sanguine dans les organes du bassin et consécutivement de l'inflammation et des ulcères de la matrice, notre Cordial Amer, dont la composition, les indications et le mode d'emploi sont le sujet d'une brochure spéciale: *l'Appauvrissement du sang et son traitement rationnel.* que nous adresserons gratuitement à celles de nos lectrices qui, désireuses de s'éclairer sur ces graves questions, nous en feront la demande (1).

---

(1) Nous ne saurions trop répéter que les maladies de la Matrice et des Ovaires sont de celles qui réclament impérieusement l'assistance continue d'un praticien expérimenté. Cependant, pour certaines malades, trop éloignées des grands centres pour pouvoir se faire traiter ainsi, ou encore pour quelques femmes entêtées (s'il en peut rester encore, après la lecture des pages que nous allons consacrer à l étude des tumeurs de la matrice, conséquences fatales de cet entêtement), pour les malades qui voudraient se soigner elles-mêmes, en dépit de nos avis, nous croyons devoir annoncer qu'on peut se procurer tous ces agents fondamentaux de notre traitement spécial des affections de la Matrice et des Ovaires dans toutes les Pharmacies et particulièrement à la **Pharmacie spéciale,** 19, rue Vieille du Temple, à Paris, qui est le dépot général, pour la vente en gros et en détail. des médicaments spéciaux, préparés selon nos formules et d'apres nos indications : le **Cordial amer** au prix de 3 francs le flacon, pour le traitement d'une semaine; l'**Eau Déplétive**, 3 francs la fiole de Solution-Mere pour vingt demi-verres d'eau laxative; l'**Injection astringente,** 3 francs la bouteille de liqueur concentrée, pour trente injections; la **Mixture fondante,** 4 francs le flacon. *Envoi franco, contre mandat ou timbres-poste, pour un envoi de six flacons, de l'une ou de plusieurs de ces préparations.*

Toute maladie de matrice, prise en temps utile, à l'état de congestion, d'inflammation et d'ulcère simple, peut être facilement et rapidement guérie, si celle qui en est atteinte suit ce mode de traitement rationnel.

Et, dans le cas contraire, qu'advient-il pour elle? Il advient que la maladie, n'arrêtant jamais spontanément sa marche, l'ulcère, produit de l'inflammation négligée, après avoir érodé en surface toute l'étendue du col, continue son œuvre dans la profondeur du tissu; à partir de ce moment ce n'est plus l'ulcère proprement dit, c'est le changement de tissu, c'est l'apparition d'un nouvel état pathologique, dont l'histoire n'appartient plus à cet article, dont il suffit d'ailleurs de prononcer le nom, pour que chacun en apprécie l'importance à sa juste valeur: en un mot, c'est le Cancer de la matrice, auquel nous consacrons un article dans ce journal.

Pour nous résumer, nous pouvons condenser le pronostic des affections de la matrice en ces deux aphorismes, qui serviront de conclusion à cette monographie:

I. La Congestion, l'Inflammation, l'Ulcère simple de la matrice, traités en temps opportun, peuvent être guéris toujours, radicalement et avec une grande facilité lorsqu'on les soumet à un traitement rationnel.

II. La Congestion, l'Inflammation, l'Ulcère simple de la matrice, non traités rationnellement et en temps opportun, aboutissent, toujours et fatalement, au Cancer utérin.

CHAPITRE III

Les Tumeurs de la Matrice.

Les tumeurs de la matrice sont de trois sortes: les polypes, les fibrômes et les cancers.

§ *1. — Polypes.*

Les polypes sont des verrues de la membrane muqueuse de l'utérus, ils se developpent donc toujours à la surface intérieure de cet organe; ils ont la mollesse et la friabilité de tous les tissus muqueux et ils sont, en somme, composés d'éléments d'épithélium liés par du tissu conjonctif lâche. On croit qu'ils peuvent être egalement produits, comme noyaux d'origine, par des débris de placenta, par des produits dégénérés de la conception, par des caillots sanguins réduits à l'etat de fibrine organisée, par des parties de caduque ou même par la muqueuse utérine exfoliée par suite de métrites, ces dernières formes de polypes portent plus spécialement le nom de Môles.

Leur volume et leur étendue sont très-variables: les fongus utérins sont, en réalité, de petites polypes conglomérés en nappes; certains polypes sortent de la matrice, envahissent le canal vaginal et fusent même au dehors, formant ce qu'on a appelé les polypes en battants de cloche. Il y a même, chose incroyable, des polypes intermittents: ce sont ceux que, selon ses conditions physiologiques, le col de la matrice laisse ou ne laisse pas sortir. En somme, ce qui caractérise le polype c'est sa forme à contours réguliers, son aspect pédiculé, sa mollesse et sa large vascularisation qui en fait une tumeur hémorrhagique au plus haut chef. En dehors de ces hémorragies caractéristiques, le polype signale sa présence, lorsqu'il atteint un volume un peu considérable, par une douleur gravative plus ou moins intense. Il donne lieu à de la leucorrhée, à du ténesme anal et vésical, comme toutes les tumeurs utérines; mais il constitue un phénomene purement local, ainsi que le fibrôme dont nous allons nous occuper tout à l'heure, ce qui fait que la santé générale de la femme ne peut être compromise que par les hémorrhagies, si elles deviennent excessives. Comme le fibrôme, comme le cancer même de la matrice, le polype n'est point un obstacle à la conception, mais il peut provoquer l'avortement et il complique singulièrement les difficultés de l'accouchement.

Le polype est une tumeur bénigne, mais elle est inexorable, c'est-à-dire qu'elle ne se resorbe jamais, il faut donc en faire l'ablation.

A quel moment et par quel moyen?

Récamier faisait l'abrasion des fongosités utérines, mais il exposait ainsi les malades, sans nécessité imminente, à des hémorrhagies et à des métro-péritonites mortelles; nous pensons qu'on peut attendre, pour détruire un polype, qu'il soit apparent à l'orifice, et se contenter jusque là du traitement du seul symptôme redoutable, de la métrorrhagie, traitement que nous connaissons déjà.

Lorsqu'on peut voir et saisir une partie du polype, il faut l'arracher par torsion, section, écrasement avec un serre-nœud ou avec l'écraseur linéaire, ou par le broiement et l'arrachement partiel de sa substance, manœuvres délicates dont il faut s'abstenir rigoureusement si l'on soupçonne une grossesse. Nous ne pouvons donner ici la description de ces opérations qui doivent toujours être pratiquées par un homme de l'art.

§ 2. — *Fibrômes.*

On appelle ainsi, ou bien encores Tumeurs fibreuses ou Myômes, des productions hypertrophiques de la substance propre de l'utérus. Ce sont des amas de fibres lisses, conglomérées, unies par du tissu conjonctif dense ayant un noyau plus résistant encore.

Leur forme est très-variable, arrondie, bosselée, multilobulaire, à surface régulière ou irrégulière; on les rencontre partout. dans l'épaisseur même du tissu musculaire de l'uterus, où ils constituent les tumeurs fibreuses interstitielles, les plus redoutables de toutes, sous la muqueuse utérine, celles-la, comme les polypes, se présentent tôt ou tard à l'orifice cervical.

En général, les polypes sont pédiculés, les fibrômes le sont rarement au contraire. Autre différence plus importante: si les polypes se résorbent rarement, on voit souvent, au contraire, les fibrômes s'atrophier, subir la transformation graisseuse, cartilagineuse ou calcaire, et cela surtout après la ménopause, ou se détacher du côté du vagin ou du péritoine; dans ce dernier cas elles peuvent se développer ou rester stationnaires. On en voit enfin se ramollir, subir une véritable fonte séro-purulente et disparaître ainsi. Il est tres-rare, sinon sans exemple, de les voir aboutir au cancer.

Ici encore les symptômes sont la métrorrhagie, provenant de la muqueuse congestionnée par la présence de ce parasite, la leucorrhée succédant aux métrorrhagies et les douleurs gravatives expulsives, dans le bas-ventre, ainsi que des douleurs de retentissement dans toutes les régions voisines.

Le toucher, la vue, voire l'exploration de l'intérieur de la matrice, qu'on peut pratiquer, si l'on est bien sûr qu'il n'y a pas de grossesse, complètent le diagnostic, en ce qui concerne le siège et l'étendue de la tumeur.

Nous verrons, en étudiant le cancer, et nous savons déjà par ce que nous avons dit du polype, qu'il est difficile de confondre entre elles les trois espèces de tumeurs dont la matrice peut être atteinte, mais on peut faire et l'on a fait des erreurs de diagnostic entre la grossesse et les fibrômes, et c'est même cela qui doit rendre extrêmement prudent, lorsqu'on est interrogé sur l'existence d'une grossesse; l'affirmation formelle n'est possible, que lorsqu'on tient le signe absolu, c'est-à-dire le bruit du cœur fœtal.

Nous ne parlerons que pour mémoire de cette autre erreur, pourtant signalée plusieurs fois, qui a fait prendre pour une tumeur fibreuse, et enlever comme telle, la matrice atteinte d'inversion: il suffit d'un peu de pratique pour éviter de si déplorables accidents.

On les éviterait d'ailleurs, si l'on était moins aventureux et si l'on savait s'en tenir au seul traitement que réclame, de l'avis du moins de tous les praticiens prudents, les tumeurs fibreuses de la matrice. Lorsqu'il s'agit en effet d'une affection qui peut se résoudre spontanément par l'une des transformations que nous avons fait connaître, qui ne peut compromettre la santé générale que par des symptômes dont on peut aisément se rendre maître, il nous semble qu'on doit préférer l'expectation, non pas l'expectation inerte, mais celle qui combat les diverses manifestations de la maladie, à des opérations qui jouent la vie des malades à pile ou face.

Nous indiquons en leur lieu les médications qu'il convient d'opposer aux divers désordres pathologiques produits par les fibrômes utérins, nous y renvoyons le lecteur.

§ 3. — *Cancers.*

Les tumeurs dont nous venons de parler dépriment, pour se faire place, les tissus environnants, mais les respectent dans leur contexture; elles peuvent récidiver, mais généralement c'est dans le même lieu; elles n'exercent aucune influence sur les ganglions voisins et n'altèrent qu'accidentellement la santé générale: c'est pour toutes ces raisons qu'on les appelle *Tumeurs bénignes*. Le cancer, au contraire, ne limite jamais ses ravages à l'organe primitivement atteint, il ronge non plus tel ou tel tissu, mais tous les tissus qu'il rencontre, et c'est même à cette propriete essentielle qu'il doit son nom (dérivé d'un mot grec qui signifie crabe); il fait naître toujours dans les ganglions lymphatique, correspondants au siège qu'il occupe, une inflammation chronique avec production d'éléments nouveaux, qui ne tardent pas à s'organiser eux-mêmes en cellules cancéreuses, enfin il détermine, plus ou moins vite après son éclosion, une intoxication générale, la diathèse cancéreuse, qui explique pourquoi ces récidives sont fatales et peuvent surgir partout ailleurs que dans l'organe primitivement affecté: c'est pour toutes ces raisons que le cancer est une *Tumeur maligne*.

Le Cancer reconnaît deux grandes causes, une prédisposante, la constitution, qui est souvent le fruit de l'hérédité, et une cause occasionnelle, sur laquelle nous nous sommes longuement étendu, l'inflammation et l'ulcère de la matrice, maladies peu graves et toujours curables, lorsquelles sont soignees rationnellement et en temps opportun, maisqui, au contraire, aboutissent toujours, lorsqu'elles sont négligées, à cette déplorable dégénérescence. Il faut croire qu'elle sont souvent négligées ou mal soignées, puisque le cancer de l'utérus est, avec celui des mamelles, le plus fréquent de tous et qu'il entre, pour la moitié, dans les affections carcinomateuses qui peuvent atteindre la femme.

Les causes du cancer sont donc celles de la métrite, et particulièrement l'âge, celui de l'activité de la fonction et surtout de la fin de l'activité de la fonction; c'est en effet après trente ans et, plus souvent encore, vers l'âge critique que se développent les dégénérescences utérines.

C'est chez les femmes ayant eu beaucoup d'enfants ou qui se sont livrées à des abus génésiques qu'elles se développent de préférence.

Le Cancer présente des formes diverses; tantôt c'est une tumeur dure, à bosselures arrondies, se substituant progressivement à tous les tissus normaux qu'elle rencontre, compact, d'aspect fibroïde. peu vasculaire, comme cartilagineux, c'est le squirrhe: quelquefois il fond très-promptement, après s'être substitué aux tissus sains et laisse des érosions taillées à pic, violacées, sanieuses, c'est le cancroïde; dans d'autres cas, il est irrégulier, ramolli, ulcéré par places, sanguinolent, c'est le carcinôme; ou bien lorsqu'il devient mou comme une pulpe, l'encéphaloïde. Quels que soient ses caractères et les noms dont on désigne ses variétés, c'est toujours le Cancer, la maladie la plus redoutable qui puisse atteindre l'organisme.

Peut-être il y aurait lieu cependant de faire une distinction en faveur du cancroïde, dont la marche est moins rapide et qui a une certaine tendance à rester plus longtemps localisé.

Longtemps avant d'être atteinte de cancer, la femme a ressenti une douleur confuse dans le bas-ventre et dans les reins, c'est celle de la métrite prémonitoire; si elle est restée sourde à cet avertissement, une douleur d'un tout autre caractère surgit bientôt, c'est la douleur lancinante, caractéristique du cancer; la confusion n'est pas possible entre ces deux manifestations douloureuses: la douleur de la métrite chronique et de l'ulcère est passive en quelque sorte, c'est une sensation de gêne, de poids, de corps étranger; désormais la douleur devient active, vivante pour ainsi dire. La femme sent véritablement le parasite, le crabe, attaché à ses flancs, la blesser de chocs répétés et terriblement douloureux, dans le ventre, dans le bas-ventre et jusque dans les membres inférieurs. On peut dire que la douleur du cancer est pathognomonique et suffit à distinguer cette dégénérescece de toutes les autres tumeurs de la matrice, mais ce qui le caractérise également c'est la nature de l'écoulement ; les tumeurs bénignes produisent des hémorragies ou des leucorrhées. quelquefois les deux formes d'écoulement; dans le cancer c'est un mélange fetide, sanieux, de suppuration de sang coagulé et noirâtre, de debris organiques, détachés par les érosions, le tout formant une eau rousse, dont l'odeur est telle que le praticien peut établir son diagnostic dès le seuil de la chambre de la malade.

L'examen direct n'est donc le plus souvent nécessaire que pour déterminer nettement le siège précis, l'étendue du mal et les ravages qu'il exerce sur les organes voisins.

Le cancer, en effet, après avoir détruit le tissu propre de la matrice, entame les parois du vagin, la cloison qui le sépare, en avant, de la vessie, en arrière, du rectum, et finit par faire de tous ces organes un véritable cloaque, où aboutissent toutes les matières excrémentielles, jusqu'au jour, jour de délivrance pour la malade et pour ceux qui l'entourent, où atteignant un des replis du peritoine, il détermine une péritonite immédiatement mortelle.

Et pendant que localement il exerce ces ravages, il accomplit son œuvre de destruction sur l'organisme tout entier: la Cachexie cancéreuse apparait.

La cachexie est une chlorose profonde, présentant les symptômes si divers que nous avons fait connaître en étudiant cette maladie, avec cette différence essentielle pourtant, qu'elle est aussi impitoyable que la dégénérescence qui l'a fait naître et qui l'entretient: troubles digestifs, respiratoires, palpitations, œdème des extrémités, bouffissure du visage, qui revêt une coloration jaunâtre caractéristique, inappétence, produisant à la longue la dénutrition et une émaciation complète; tels sont les caractères de cet état général qui, quels que soient les efforts de la thérapeutique, conduit à la consomption et à la mort, dans les cas assez rares d'ailleurs où celle-ci n'a pas été le résultat des désordres locaux produits par le cancer.

Quel peut être le traitement d'une maladie qui, de l'aveu de tous les praticiens, aboutit fatalement à la mort, et est-il bien nécessaire d'entreprendre de traiter un pareil mal ? Sans nul doute: le médecin n'a pas seulement pour mission la guérison radicale des maladies; lorsqu'il ne peut y atteindre, il a encore le devoir d'en enrayer la marche, d'en éloigner l'issue funeste et d'en adoucir les manifestations; et, restreinte à ces limites, l'intervention du praticien est, dans ces cas, souveraine; tel cancer, mal ou non soigné, accomplit son évolution meurtrière dans le délai de quelques mois, tel autre de même nature, évoluant sur un terrain de même qualité, peut, grâce à de certains soins, laisser à la malade des années d'existence.

Ce serait des années de supplice, si la thérapeutique n'était armée pour combattre les atroces douleurs du cancer.

En somme, étant données les chances mauvaises d'une ablation totale qui ne met pas d'ailleurs à l'abri des récidives, il faut se contenter du traitement palliatif, des cautérisations partielles, des applications antiseptiques, des agents narcotiques sous toutes les formes, surtout appliquées localement en suppositoires, en lavements, en injections vaginales, ainsi que par la méthode hypodermique. Une médication et un régime s'adressant à l'état général : aliments reconstituants, agents toniques, quand il se peut, choix d'un milieu favorable, séjour à la campagne, etc., éloignement de tout ce qui, en influençant le moral, peut déprimer l'organisme; tous ces moyens peuvent non seulement faire vivre les malheureuses atteintes de cancer utérin, mais leur rendre la vie supportable.

Prévenir et pallier, on le peut, guérir, non : et c'est pour cela que nous insistons sur la nécessité, pour les femmes, de se préoccuper, en temps utile, des moindres symptômes surgissant du côté du bas-ventre, parce que, lorsqu'ils surgissent, ils se rapportent toujours à un état pathologique, aisément curable à cette heure, contre lesquels la médecine sera plus tard impuissante.

DEUXIÈME PARTIE

LES OVAIRES

ET

LEURS MALADIES.

CHAPITRE PREMIER

Les Ovaires.

Si l'appareil reproducteur est l'appareil principal de la femme, celui qui lui imprime ses caractères généraux, tant au point de vue physiologique qu'au point de vue pathologique, on peut dire que c'est l'ovaire et non point l'utérus, comme on le dit banalement, qui est l'organe essentiel de la femme : c'est en effet l'ovaire qui est, chez elle, l'organe procréateur, tandis que la matrice n'est que l'organe recepteur de l'ovule fécondé. Lors donc qu'Hippocrate dit : *Propter uterum mulier condita,* la femme est créée pour la matrice, lorsque Van-Helmont plus tard dit à son tour: *Propter uterum mulier est id quod est,* la femme est ce que la fait la matrice, ces appréciations s'appliquent à la matrice avec ses annexes, et tout démontre que l'un de ces annexes, l'ovaire, est l'élémeut fondamental de l'appareil.

Ils sont pourtant bien modestes dans leur volume, ils sont aussi bien profondément cachés dans les replis péritonéaux du bassin, ces deux petits corps glandulaires, autour desquels gravitent, en quelque sorte, toutes les fonctions de la femme et d'où convergent, on peut le dire, presque toutes ses perturbations pathologiques.

Il y a deux ovaires; ils sont placés dans le petit bassin, de chaque côté de la matrice, dont ils suivent tous les déplacements et à laquelle les rattachent un ligament, un repli du péritoine et un conduit qui fait communiquer la surface de l'ovaire avec la cavité utérine et qu'on appelle la Trompe. Celle-ci s'ouvre, sur le côté du bas-fond de la matrice, par un pertuis où pénétrerait à peine un poil de sanglier, puis se dirige horizontalement en travers, en s'élargissant comme un entonnoir, pour s'épanouir, à son extrémité libre, en une corolle charnue qui s'applique sur l'ovaire, pour recevoir et transmettre à la matrice l'ovule, qui s'en détache périodiquement.

La forme de l'ovaire est exactement celle d'une amande, de trois à cinq centimètres de longueur, sur deux centimètres de largeur et un centimètre et demi d'épaisseur, du poids de six à huit grammes, volume et poids réduits de moitié et plus encore, avant l'âge de puberté et après la ménopause, doublés et triplés, au contraire, par les congestions menstruelles et par les inflammations dont l'ovaire est le siège. Il est couché transversalement sur un lacis de vaisseaux, sur une véritable éponge sanguine, dont les subdivisions, repliées sur elles-mêmes le pénètrent par son bord inférieur et qui est constitué par la confluence des vaisseaux ovariques, qui viennent d'en haut, et des vaisseaux utérins, qui viennent d'en bas, ce qui explique la facilité avec laquelle se fait la stase sanguine, dans cette masse de vaisseaux, où la circulation s'accomplit, en grande partie, contrairement aux lois de la pesanteur.

Quelle est la structure de cette amande charnue où naissent et se développent les œufs de l'espèce humaine? On y distingue manifestement deux parties, de contexture différente: au centre, où aboutissent les vaisseaux dont nous venons de parler, un véritable tissu caverneux, un amas de veines et d'artères enchevêtrés ; c'est le noyau d'alimentation. La couche extérieure, qu'on a cru longtemps n'être qu'une enveloppe, est, au contraire, la partie fondamentale, procréatrice de l'organe. Elle est blanchâtre, composée qu'elle est d'une trame fibreuse, dans les interstices de laquelle sont parsemées des milliers de vésicules sphériques; ce sont les poches, où apparaîtront plus tard les Ovules ou petits œufs humains, on les appelle Ovisacs. Il y en a, de ces Ovisacs, jusqu'à trente mille pour chaque ovaire, réserve considérable, étant donné le nombre relativement restreint de ces vésicules qui arriveront à éclosion. Les ovisacs, qui mesurent trente ou quarante millièmes de millimètre de diamètre, se composent d'une membrane extérieure de tissu fibreux et d'une pellicule intérieure de tissu épidermique ou épithélial. Dans cette couche épithéliale, accolée à l'un des points de la cavité, se rencontre une petite cellule, munie d'un noyau, qui renferme lui-même un autre noyau ou nucléole, lequel ne mesure pas un millième de millimètre d'épaisseur; c'est ce nucléole qui deviendra l'œuf humain, l'embryon, le fœtus, puis l'homme enfin, dont l'origine et le point de départ est, on le voit, non-seulement un infiniment petit, mais aussi l'organisme le plus rudimentaire, un grain sphérique, une molécule, sans trace apparente d'organisation.

Autour de chacun de ces ovisacs circule un réseau de vaisseaux, formant comme une nappe sanguine à sa surface, et en rapport, comme importance, avec le large développement nutritif que nous verrons s'y accomplir; cette large vascularisation de l'ovaire est la clef des phénomènes physiologiques qui s'y répètent chaque mois, et aussi de la fréquence, de l'intensité et de la persistance des congestions et des inflammations dont les ovaires sont le siège.

CHAPITRE II

Fonctions des Ovaires.

Jusqu'à l'âge de formation, les ovaires restent petits, leurs vaisseaux n'ont qu'un développement ordinaire, leur couche corticale ne présente que des fibres entrecroisés de tissu conjonctif; à cette époque, tout change brusquement, les vaisseaux de l'ovaire se développent, le lacis vasculaire grossit, se congestionne, se gorge de sang; sous l'influence de cet apport nutritif, les corpuscules caractéristiques, les ovisacs, apparaissent dans ce qui n'était jusqu'alors que l'enveloppe de l'organe.

De ces ovisacs, des milliers resteront à l'état primitif; quelques-uns mûrissent successivement, se développent, envahissent et sur le noyau de l'ovaire et sur sa surface extérieure, où ils font saillie. Ceux-là atteignent peu à peu un et plusieurs centimètres de développement, puis enfin la membrane, distendue par le liquide qu'elle contient, se déchire et le laisse tomber au dehors.

Cet important phénomène a lieu tous les mois, depuis l'âge de formation jusqu'à l'âge critique, et c'est pour y parer, c'est pour fournir à la congestion nécessaire à ce travail d'expulsion, que se fait, tous les mois, vers le bassin, une fluxion sanguine énorme, qui ne se dégorge ensuite que par l'hémorragie menstruelle.

Et c'est à ce moment que le pavillon de la trompe vient embrasser, en quelque sorte, la partie de l'ovaire où doit se faire la chute de l'œuf, afin de le recevoir et de le conduire à sa destination, par un mouvement instinctif qui n'est pas sans analogie, avec certains mouvements qui s'accomplissent dans les organes sexuels des plantes, pour la réception du pollen. Que, par suite d'un mouvement brusque ou d'une vive émotion, cette adaptation de la corolle de la trompe sur l'ovaire soit supprimée et l'on a, en cas de conception, une grossesse extra-utérine.

La vésicule vidée et brisée, la congestion a accompli son œuvre, la détente se fait et l'hémorrhagie menstruelle donne issue à l'afflux sanguin, devenu inutile désormais. Après sa déchirure et son évacuation, la vésicule se remplit de sang coagulé, qui peu à peu s'organise en tissu cicatriciel, parsemé d'éléments graisseux, qui lui donnent un aspect jaunâtre et qu'on rencontre à la surface de l'ovaire, en nombre aussi considérable que la femme a subi de menstruations.

L'ovule, recueilli par le pavillon, chemine à travers la trompe, dont les contractions le propulsent vers la matrice; tantôt il y arrive, fécondé déjà, car l'élément fécondant peut, par la même voie, aller à sa rencontre jusqu'à la surface de l'ovaire, tantôt c'est dans la cavité utérine que se fait la réunion; quoiqu'il en soit, la congestion menstruelle s'est exercée aussi sur la matrice, a gorgé de sang, boursouflé sa muqueuse, qui se replie, s'adosse à elle-même, emplit la cavité, cotonne en quelque sorte le nid où l'œuf doit s'arrêter, pour subir son évolution, si la fécondation s'accomplit; dans le cas contraire, cette congestion de la matrice se résout, comme celle de l'ovaire et avec elle, par le flux menstruel, et tout rentre dans l'ordre jusqu'au mois suivant.

Voilà l'ensemble des phénomènes qui s'accomplissent dans l'ovaire, jusqu'à l'âge de retour; à cette époque, il redevient ce qu'il était au début, un organe sans fonction, où tous les éléments essentiels s'atrophient, puis disparaissent, en même temps que reviennent à des dimensions normales les vaisseaux qui l'alimentent.

Tel est l'organe où se forment les éléments

essentiels à la reproduction des êtres et tel est le mécanisme de la fonction qui s'y accomplit. Il nous semble que, déjà par cet exposé sommaire, on peut pressentir qu'un organe soumis à de telles oscillations physiologiques, devra être le siège de fréquents désordres pathologiques.

CHAPITRE III

Inflammation des Ovaires.

Voici en effet un organe qui, tous les mois, pendant toute la durée de la menstruation, c'est-à-dire pendant trente années de la vie de la femme, est le siège d'un mouvement fluxionnaire qui double son volume, congestionne toute la région qu'il occupe, puis qui subit une déchirure à sa surface : c'est avec la matrice, la seule partie de l'organisme humain, qui subisse une lésion, une blessure physiologique, avec cette différence toutefois, que la lésion fonctionnelle de la matrice épargne certaines femmes, ne frappe les autres qu'à chaque accouchement, tandis que c'est indistinctement chez les femmes et les filles, et tous les mois, que la nature fluxionne jusqu'à la congestion, et déchire violemment les ovaires, sous la pression d'un afflux sanguin, dont l'abondance de l'évacuation menstruelle peut donner une idée. *Tous les mois, toutes les femmes*, depuis l'âge de formation jusqu'à l'âge critique, ont, en petit, un véritable accouchement, l'accouchement de l'ovule, avec rupture de l'ovisac, analogue à la rupture de la poche des eaux, avec un écoulement mucoso-sanguin, qui rappelle celui de l'accouchement véritable.

Que faut-il pour que cette fluxion périodique et passagère se transforme en une inflammation durable et persistante, fixée sur l'un des organes du bassin, et plus particulièrement sur l'ovaire, centre et point de départ de ce grand mouvement fluxionnaire ? Il ne faut qu'un léger obstacle à l'hémorragie menstruelle, évacuation nécessaire au dégorgement des parties fluxionnées. Tout arrêt brusque de la menstruation, toute suppression, déterminée par une cause quelconque, fait immédiatement passer la fluxion physiologique à l'état d'inflammation morbide, et c'est ainsi que naissent les Ovarites.

Cela étant, on ne doit pas être surpris de la fréquence de ces affections; on doit s'étonner au contraire de ce que, dans le cours de ces trente années, où, douze fois par an, le péril est suspendu sur elles, où la plus légère imprudence, — et est-il des femmes qui n'en commettent point, — une simple émotion, la plus légère impression de froid, une secousse physique insignifiante, peuvent faire éclore l'ovarite, on doit, dis-je, être surpris qu'une seule femme puisse y échapper, et, pour tout dire, aux yeux des praticiens qui s'occupent spécialement de ces affections, il est bien peu de femmes qui, dans le cours de leur vie, ne soient frappées dans l'un des organes où s'accomplit le phénomène périodique de la menstruation.

Lorsque l'ovaire est enflammé, il augmente jusqu'à doubler de volume; ses vaisseaux se tuméfient, se gorgent de sang; quelquefois du sang extravasé forme de petits foyers hémorragiques, soit dans l'organe, soit dans les replis du péritoine qui l'enveloppent, où ces amas de sang constituent l'hématocèle peri-utérine; le paquet vasculaire, sur lequel repose l'ovaire, est énormément gonflé, les replis séreux du ligament large sont boursouflés, d'un rouge vineux, couverts, par places, de dépôts de lymphe plastique qui, si la maladie passe à l'état chronique, s'organiseront et détermineront avec les organes voisins des adhérences, produisant les déplacements et les déviations de toutes les parties de l'appareil.

L'inflammation peut aller jusqu'à la suppuration et déterminer, soit des petits abcès enkystés, soit des foyers purulents plus considérables, qui s'ouvriront à la surface de la paroi abdominale, ou, beaucoup plus souvent, dans une des cavités voisines, vessie, canal vaginal, ou rectum, soit enfin dans la cavité du péritoine, où ils développeront une périto-nite rapidement mortelle.

Telle est la marche de l'ovarite aiguë, surtout de celle qui succède à l'accouchement, mais, dans les cas les plus fréquents et aussi les plus heureux, l'inflammation ne va pas jusqu'à la suppuration; comme pour tous les organes largement vasculaires, l'inflammation de l'ovaire, le plus souvent, ou bien, disparaît peu à peu par simple résolution, ou bien, chez certains tempéraments prédisposés et à défaut des soins nécessaires, passe à l'état chronique.

Dans ce cas, qui est de beaucoup le plus fréquent, les vaisseaux, fluxionnés d'une façon persistante et durable, donnent lieu, dans l'organe, à un mouvement de nutrition exagérée; ils laissent suinter en excès le plasma de renouvellement de son tissu et toutes ses parties augmentent de volume, de telle sorte que l'ovaire, qui jusqu'alors restait enfoui dans sa retraite inaccessible du petit bassin, vient, endolori par l'inflammation, se présenter au doigt, jusque dans la fosse illiaque. Cette inflammation chronique n'est point encore irrémédiable; elle pourra se résoudre lentement, très-lentement, hélas! sous l'influence d'un traitement approprié, et jamais spontanément. Toutefois ce n'est qu'après des années, quelquefois seulement à la période atrophique de l'âge critique, que l'ovaire, une fois frappé d'inflammation, revient à son volume primitif; il en est, à ce point de vue, de cet organe, comme de l'organe analogue, dans l'autre sexe, comme des ganglions lymphatiques, qui, une fois qu'ils ont été surdéveloppés par l'inflammation, reviennent si lentement, si difficilement à leur dimension première.

Malheureusement, pour l'ovaire, les conséquences de cette hypertrophie de son tissu peuvent être beaucoup plus graves.

Le développement exagéré du tissu medullaire, si largement vascularisé, peut, chez les femmes prédisposées, être le point de départ des changements de tissu, des dégénérescences ou tumeurs, dont nous nous occuperons plus loin.

Ici, en effet, la règle est la même que celle que nous avons formulée dans un travail, précédent, pour la matrice. Toute inflammation chronique, non soignée, aboutit à la dégénérescence, bénigne si l'état général de la femme est bon, maligne si cet état est mauvais.

Mais cet épaississement inflammatoire, s'il a pour siège l'écorce de l'ovaire, fait naître, pour la femme, un autre danger, absolument spécial à cet organe; c'est dans cette écorce, en effet, que sont les ovisacs, et chaque mois, l'un d'eux se développe jusqu'à déchirer la paroi même de l'ovaire; c'est même dans ce but, nous le savons, qu'a lieu la fluxion menstruelle. Or si cette enveloppe a été, par l'ovarite chronique, doublée, triplée, quadruplée d'épaisseur, l'effort de la nature, pour rompre l'ovisac, devra être deux, trois, quatre fois plus puissant, c'est-à-dire que nous aurons la *Dysmenorrhée*, la menstruation difficile, laborieuse et douloureuse. Heureux encore si l'effort de la nature aboutit, même avec de vives douleurs, car si la paroi de l'ovaire ne se déchire point, sous la poussée menstruelle, l'ovisac, esclave de sa destinée, se développe sans se briser, devient peu à peu gros comme une noix, gros comme un œuf, puis à la longue atteint des dimensions formidables, et s'appelle alors d'un nom redoutable et redouté : le Kyste de l'ovaire.

Retenons de tout ceci ces quelques principes fondamentaux :

Toute atteinte même légère à l'accomplissement de l'hémorragie menstruelle, évacuation nécessaire de la fluxion physiologique de l'ovaire et des organes voisins, peut déterminer l'ovarite aiguë.

L'inflammation aiguë de l'ovaire, négligée, passe fatalement à l'état chronique.

L'Ovarite chronique, non combattue, est le point de départ, dans la partie centrale de l'organe, des Tumeurs fibroïdes, épithéliales, cancéreuses, et, dans la partie corticale, des Kystes de l'ovaire.

Comment reconnait-on une ovarite ?

Par des symptômes qu'elle détermine dans le lieu même où siège l'organe et aussi par le retentissement qu'elle produit sur toutes les fonctions de la femme.

La douleur dans le bas-ventre est le signe le plus important; malheureusement, elle a son siège dans le bas-ventre, c'est-à-dire en un point où la femme ressent chaque mois des épreintes douloureuses; la malade a d'autant plus de tendance à la confondre avec cette douleur physiologique nécessaire, qu'elle voit surgir, comme conséquence d'une maladie quelconque en ces parages, la nécessité d'explorations qui lui répugnent, et qui, nous le démontrerons en étudiant les moyens de diagnostic, sont, pour l'ovarite, absolument sans utilité.

Cette douleur se manifeste le plus souvent à la suite d'une période menstruelle, et elle semble continuer celle de la menstruation; elle donne la sensation d'un poids, un sentiment de gêne, de corps étranger, d'un mal *qui va aboutir;* l'état un peu flottant de l'organe fait que cette douleur augmente par les mouvements brusques, la marche rapide, le saut, les faux mouvements, certaines postures, (assise ou couchée); elle s'irradie vers les reins, où est situé le plexus nerveux de tout l'appareil, vers les membres inférieurs, par la pression que les ovaires tuméfiés exercent sur les cordons nerveux qui y aboutissent, sur la vessie où elles déterminent du ténesme, sur le rectum dont l'évacuation, c'est-à-dire la défécation, devient douloureuse, surtout, ce qui arrive neuf fois sur dix, si c'est l'ovaire gauche, en contact immédiat avec la dernière partie de l'intestin, qui est enflammé.

Disons en passant que cette fréquence plus grande de l'ovarite gauche est due justement à ce voisinage de la fin du tube digestif, à la phlogose qu'y entretient, ainsi que dans les organes voisins, l'état de constipation, où les femmes vivent avec une insouciance regrettable, et aussi peut-être à une différence d'étendue des vaisseaux qui alimentent l'ovaire droit et l'ovaire gauche, d'où résulterait plus facilement la stase sanguine dans le paquet vasculaire de ce dernier.

Telle est la douleur ressentie par la malade elle-même; est-il besoin de dire qu'elle est augmentée, jusqu'à devenir intolérable, lorsque la patiente ou le praticien viennent presser, même à travers les vêtements, sur l'organe douloureux, en appuyant la main sur la paroi du ventre, un peu au-dessus de l'aine, ce qui leur permet, en même temps, de constater l'augmentation de volume qu'a subie l'ovaire malade ?

L'autre symptôme caractéristique de l'ovarite, c'est le désordre de la fonction de l'ovaire. On peut affirmer qu'à de très petites exceptions près, tous les désordres de la menstruation se lient à la maladie que nous étudions ici. Or ces désordres sont de telle nature, de telle importance, si multiples, si divers, qu'il faudrait un livre et non pas un article de journal pour les faire connaître. Nous nous contenterons de dire que la menstruation peut être, sous l'influence de l'ovarite, complètement supprimée, pour une durée plus ou moins longue, quelquefois pour toujours; qu'elle peut être, au contraire, surabondante jusqu'aux pertes, qu'elle peut reparaître tous les vingt jours, tous les quinze jours, plus souvent encore, qu'elle s'accompagne toujours, en tous cas, d'un cortège de douleurs plus ou moins intenses, souvent adoucies par l'apparition du flux, parfois persistantes, pendant toute la durée du phénomène, et ayant le plus pénible retentissement sur l'organisme tout entier.

Si la menstruation, mode de l'accomplissement de la fonction de l'ovaire est atteinte par l'ovarite, la reproduction, but final de cette importante fonction peut être irrémédialement atteinte lorsque les deux ovaires ont été frappés, et la Stérilité, plus ou moins absolue, plus ou moins définitive, selon les cas, en peut être la conséquence.

Tels sont les signes locaux et de voisinage de l'ovarite, mais puisque l'appareil utéro-ovarique est, nous l'avons dit, l'appareil fondamental de la femme, celui *pour lequel*, selon la formule traditionnelle, *la femme est faite*, on doit pressentir déjà que tous ces désordres devront exercer une influence considérable sur tous les autres systèmes et cela est en effet.

La nutrition est d'autant plus vite et plus sûrement atteinte que, pour des causes que nous ferons connaître, ce sont surtout les femmes délicates, déjà chlorotiques, qui paient le plus large tribut à l'ovarite. L'inflammation de l'ovaire, l'inflammation chronique surtout, accroît cette infériorité organique, et il en résulte des désordres consécutifs de toutes les fonctions qui deviennent irrégulières et insuffisantes. L'appétit est nul ou capricieux, la digestion s'accomplit péniblement, le ventre se ballonne, la constipation survient. Cette anémie détermine bientôt des troubles du cœur : des palpitations, de l'essoufflement surgissent, ainsi que la petite toux sèche qui accompagne toujours les irrégularités cardiaques. Si la consomption poursuit son œuvre funeste, cette petite toux sèche continue, mais elle devient bientôt, hélas ! l'indice des désordres plus graves et souvent irremédiables de la tuberculose pulmonaire. C'est de cette façon, en effet, que les désordres de la menstruation conduisent, chez les jeunes sujets surtout et chez les sujets prédisposés, par une constitution délicate, à la maladie de poitrine.

Mais c'est surtout sur le système nerveux,

si impressionnable chez la femme, que l'ovarite retentit.

Nous avons dit les douleurs locales et d'irritation qu'elle détermine, ce ne sont pas les seules; sous son influence, des névralgies plus lointaines, surtout du côté des seins, (ce qui est dû à la sympathie qui unit ces glandes à l'appareil génésique), la cephalée ou migraine nerveuse, des névroses viscérales, la gastralgie, la cardialgie, apparaissent.

Enfin, une des grandes nevropathies générales, celle qui est spéciale à la femme, la grande Névrose utéro-ovarienne que nous étudions plus loin, a, avec les maladies de l'ovaire, des liens de cause à effet, si étroits, que l'on peut ériger ce principe en aphorisme: *Chez une femme nerveuse, toute lésion de l'appareil utéro-ovarien, tout désordre de la fonction menstruelle, donne fatalement naissance à cette redoutable Névrose !*

On n'observe jamais l'ovarite avant l'apparition de la fonction menstruelle, elle ne se développe jamais après la ménopause, cela indique tout de suite que la grande cause, l'unique cause de l'ovarite, on pourrait dire, est bien, ainsi que nous l'avons dit, dans l'accomplissement, ou plutôt dans les atteintes portées à l'accomplissement de cette fonction, et c'est, encore une fois, ce qui explique la fréquence inouïe de cette affection. Il n'est pas de femme, en effet, qui, en interrogeant ses souvenirs, ne puisse retrouver une de ses périodes menstruelles troublée, interrompue, supprimée même, par une des secousses physiques et morales dont nous avons parlé. Il est peu de jeunes filles surtout qui, par suite de l'ignorance funeste où on les laisse sur l'existence et l'apparition prochaine de cette fonction, n'aient porté atteinte à sa manifestation, soit par la frayeur qu'elles en ont ressentie, soit par les pratiques imprudentes (application d'eau froide, marche pieds nus sur le sol etc.), auxquelles elles se sont livrées, pour arrêter cette hémorrhagie étrange, inattendue, et qui, par sa nature même, leur semble inavouable; c'est parceque, à cause de ces imprudences, l'ovaire est très fréquemment enflammé, à la suite de la première menstruation ainsi maltraitée, que la fonction se montre aussi irrégulière, dans la première année de son installation, et ces irrégularités-là sont en réalité d'ordre pathologique et non physiologique, ce qui serait et a toujours paru, à tous les praticiens, parfaitement inexplicable.

Nous en pouvons dire autant de la première menstruation qui succède à un accouchement, elle est souvent le point de départ de l'ovarite, surtout si la femme, en violation des lois de la nature, supprime cette phase transitoire indispensable, l'allaitement.

Nous avons déjà dit que les anémiques étaient prédisposées, à l'ovarite, cela s'explique aisément : chez les anémiques, les propulsions du cœur sont faibles, elles sont suffisantes encore pour amener la fluxion et la stase sanguine dans le bassin, mais elles ne peuvent conduire le phénomène jusqu'à la poussée hémorrhagique de dégorgement, et l'inflammation, à caractère chronique le plus souvent, en résulte forcément.

La station sédentaire assise, habituelle aux femmes, aux femmes des villes surtout, en faisant du bassin la portion la plus déclive du corps, y détermine aussi ces stases sanguines prédisposantes de l'ovarite; il en est de même de l'usage meurtrier des machines à coudre à pédales, qui, par le mouvement excessif des membres inférieurs, fixe dans la région du bassin, un afflux sanguin, en proportion avec la continuité de ces mouvements.

Bien d'autres causes, secondaires celles-là, peuvent être encore invoquées : nous les avons longuement exposées, en étudiant l'inflammation de la matrice, les maladies de la matrice et des ovaires, étant en somme à peu près soumises aux mêmes conditions étiologiques.

De ces symptômes et de ces causes, découle assez facilement, nous semble-t-il, le diagnostic de l'affection.

Lorsqu'une jeune fille ou une femme, placées dans les conditions que nous venons de faire connaître, accuse des désordres de la fonction menstruelle et ressent des douleurs dans le bas-ventre, il faut supposer l'ovarite. Une exploration directe, qu'on peut faire avec la plus grande décence, une simple pression, faite à travers le vêtement, en dedans et un peu au-dessous de la hanche, suffira pour faire évanouir toute incertitude : il n'est point, en effet, d'affection plus nettement, plus formellement localisée, que l'inflammation de l'Ovaire.

Si nous ajoutons que, tant qu'elle est à l'état d'inflammation simple, elle est, comme toute inflammation, absolument curable, on s'étonnera d'apprendre que tant de femmes laissent aller cette affection jusqu'à ses terribles conséquences, qui s'appellent Tumeur et Kyste, dont nous nous occuperons plus loin. Cela tient d'abord à ceci que cette douleur a son siège dans un point du corps, où les femmes ressentent périodiquement et physiologiquement des manifestations douloureuses, même dans l'état de santé le plus normal, et qu'elles ont tout naturellement quelque tendance à confondre la douleur, un peu plus intense et plus persistante, de l'inflammation, avec les sensations pénibles de la congestion menstruelle. Puis, il faut tout dire, toutes les fois qu'une femme ressent des douleurs dans le bas-ventre, elle devient, fût-elle impressionnable à l'excès, très insensible à son mal, et cela, parce qu'elle voit surgir, comme conséquence forcée de ses malaises, une exploration directe, toujours redoutée.

Telle, qui, pour une fluxion dentaire, irait, en hésitant peut-être, mais sans tarder, chez le dentiste, garde, pendant des mois, des années, des inflammations de l'ovaire, en dépit des douleurs, parfois cuisantes, qu'elles déterminent, sans se décider à initier le praticien à toutes ses misères.

Or, on peut apprécier aisément combien il y a ici de déraison et de préjugé : l'ovaire est, en effet, un organe absolument inaccessible à d'autres moyens d'exploration que le palper à travers la paroi du ventre, palper qui s'exerce sans qu'il soit même besoin de découvrir la patiente. Nous savons bien que telle n'est pas l'opinion de tous les praticiens; il en est qui prétendent que l'ovaire enflammé est plus lourd, descend vers le plancher périnéal et qu'on ne peut en apprécier l'endolorissement et l'augmentation de volume que par un examen plus intime. Cette appréciation est en contradiction formelle avec la saine observation des faits : congestionné physiologiquement ou pathologiquement, jamais l'ovaire ne *descend,* toujours il *remonte;* les patientes elles-mêmes peuvent reconnaître sa présence dans la fosse iliaque, (c'est-à-dire au-dessus du petit bassin, où il est logé, à l'état normal), lorsque la menstruation ou l'inflammation viennent le développer outre mesure.

Donc, cette simple exploration à travers le ventre, sans qu'il soit même nécessaire de le découvrir, et devant laquelle ne peut reculer ni femme, ni jeune fille, suffit amplement, avec l'exposé des symptômes que nous avons énumérés, pour éclairer le diagnostic, et il n'est point de praticien, s'occupant spécialement de ces affections, qui ait recours à d'autres moyens d'investigation.

Nous savons bien que, pour ces viscères profondément cachés, la sensation éprouvée à la pression est à peu près identique, lorsqu'il s'agit d'une inflammation ou de manifestations nerveuses ayant un organe profond pour siège, mais outre que, dans les névralgies de l'ovaire, avec ou sans retentissement général, le volume de cet organe, n'étant point augmenté, la douleur est plus profondément située et moins abordable aux doigts, n'avons-nous pas ici, comme partout, dans ces recherches uroscopiques que nous préconisons depuis plus de vingt années, le moyen de distinguer, par l'abondance ou la rareté des résidus dans les urines, la nature nerveuse ou inflammatoire de tous les désordres viscéraux?

Et nous pouvons ajouter qu'il en est de même du traitement: ici aucune manœuvre directe, réclamant l'intervention personnelle du praticien, n'est nécessaire. Des moyens locaux et généraux, judicieusement choisis dans l'arsenal immense de nos moyens anti-inflammatoires, appropriés au tempérament, à la constitution, au type organique de chaque malade, mais pouvant toujours être administrés par elle-même, sont à notre disposition, pour combattre l'ovarite.

Quelquefois, bien exceptionnellement, puisque la grande majorité des malades sont anémiques, des émissions sanguines locales, ventouses ou sangsues, sont indiquées ; plus souvent, des révulsifs, des applications fondantes, résolutives, — jamais à base de mercure, dont l'emploi, que nous condamnons d'ailleurs d'une façon générale, nos lecteurs le savent, nous paraît ici absolument irrationnel, — mais, faites, comme notre Mixture Fondante, avec les préparations iodiques, aussi efficaces et absolument sans danger, au point de vue des suites ; pour combattre l'élément douleur, les anesthésiques, les narcotiques, en onctions, en lavements.

Comme traitement général, il faut recourir aux laxatifs, pour combattre la constipation causée par l'ovarite, surtout lorsqu'elle siège à gauche, constipation qui entretient à son tour la congestion de l'ovaire; comme laxatif, de préférence à toutes les drogues auxquelles les malades ont malheureusement trop de tendance à recourir : Élixirs, Pilules, Aloës en nature et autres agents drastiques, dont l'effet immédiat peut paraître satifaisant, mais qui, tous sans exception, déterminent un échauffement plus prononcé, et augmentent, par conséquent, l'état congestif des organes du bassin, au lieu de l'atténuer, il faut user de l'Eau Minérale Déplétive ; cette préparation, qui est composée de principes salins, rationnellement associés, justifie admirablement son nom, puisque, en provoquant, sans l'irriter, à la surface de la muqueuse, une véritable salivation, une hypersécrétion abondante du liquide intestinal, non-seulement elle amène l'évacuation rapide et régulière de la dernière partie de l'intestin, mais encore elle produit une large *déplétion*, immédiatement sensible, de tout le système vasculaire du bassin, et fait l'effet, sur les organes enflammés, qui y sont contenus, d'une saignée séreuse, qui les dégorge et les décongestionne. Des toniques, puisque les neuf dixièmes de ces malades sont anémiques, et, entre tous, notre Cordial Amer (1), que nous avons créé justement en vue du traitement de ces affections et qui

(1) L'Eau Minérale Déplétive, le Cordial Amer et la Mixture Fondante se trouvent dans toutes les Pharmacies et particulièrement à la Pharmacie Spéciale, rue Vieille-du-Temple, 19 ; un flacon de Solution-Mère, pour préparer, selon l'instruction formulée sur chaque bouteille, une vingtaine de prises d'Eau Minérale Déplétive, est du prix de 3 francs ; le flacon de Cordial Amer, pour un traitement d'une semaine, 3 fr.; le flacon de Mixture Fondante 4 fr. (*Envoi franco par six flacons*).

nous a toujours donné de merveilleux résultats, des antispasmodiques et particulièrement les bromures, lorsque ce sont les phénomènes nerveux qui prédominent, comme conséquences de l'ovarite, telles sont, avec les laxatifs, nos ressources générales contre cette affection. Il convient toutefois d'y ajouter un régime conforme à ces données et certaincs modifications dans le genre de vie.

Le régime doit être léger, si l'inflammation est aiguë, reconstituant au contraire, si elle a pris les caractères de la chronicité. Si les mouvements brusques, la marche rapide, le saut, etc., sont défendus, il ne faut pas oublier que la station assise, trop prolongée, ne peut qu'augmenter la stase sanguine : il y a là un juste milieu, assez difficile à saisir, et dont la détermination incombe exclusivement au praticien et à un praticien bien versé dans l'étude des affections de la femme. Est-il besoin de dire que lc travail de la machine à coudre, le travail assidu s'entend, doit être interdit ?

Comme vêtement, la femme atteinte d'ovarite doit porter de la laine sur le bas-ventre, et le meilleur moyen pour l'y appliquer solidement, est de porter des gilets de flanelle, assez longs pour atteindre jusqu'aux cuisses. Elle doit tenir son corset très lâche, pour ne point refouler les intestins sur les ovaires enflammés; quelquefois elle se trouvera soulagée par l'application d'une ceinture hypogastrique; dans d'autres cas, cette ceinture lui sera inutile, quelquefois même pénible: en tous cas, il nous paraît préférable de faire ces ceintures en toile et lacées, ce qui permet de les nettoyer aisément, plutôt qu'en tissus élastiques qui se salissent, se dilacèrent et sont mis rapidement hors d'usage.

Nous bornons à ces indications sommaires l'étude du traitement de cette affection, traitement qui, s'il peut être appliqué par la patiente elle-même, doit toujours être dirigé par un homme de l'art.

CHAPITRE IV

Névrose des Ovaires.

En dehors de ces névralgies et névropathies diverses, que nous avons signalées, comme étant des complications éloignées des inflammations de l'ovaire, existe-t-il une grande névrose spéciale, ayant son point de départ dans l'appareil génésique de la femme et, plus particulièrement, dans les lésions dont les ovaires peuvent être atteints ?

Sur ce point, la science est absolument divisée : les uns affirment avec conviction la corrélation étroite de cette grande névrose, qu'ils considèrent comme spéciale à la femme, avec les désordres pathologiques de sa fonction essentielle ; les autres nient ce rapport et vont jusqu'à prétendre que cette grande névrose est si peu d'essence utéro-ovarienne, qu'on peut l'observer, et qu'on l'a observée souvent chez l'homme.

Nous n'avons point à entrer dans ce débat de pure théorie ; au point de vue pratique, le seul qui nous intéresse ici, voici ce que nous pouvons dire : il est indéniable que, autant par sa nature même et son genre de vie, que par l'état de chloro-anémie auquel, dans les villes surtout, elle semble vouée, la femme finit par donner à son système nerveux une prédominance remarquable sur tous les autres systèmes. Il en résulte que, si elle est notablement mieux douée que l'homme, au point de vue intellectuel, ce que nous avons toujours soutenu, elle est aussi plus sensible, plus impressionnable, plus nerveuse, en un mot.

Les chocs qu'elle subit périodiquement : menstruation, maternité, lactation ; toutes ces fonctions périodiques, passagères, dont l'homme ignore les misères, ne peuvent s'accomplir sans retentir sur son système nerveux, et, de ces ébranlements répétés, résultent, en fin de compte, une grande instabilité organique et une tendance prononcée aux exagérations nerveuses, c'est-à-dire aux névropathies.

Il n'est pas douteux non plus, que ces névroses, déterminées par les variations incessantes de l'appareil qui fait toute la femme, ne se lient étroitement à l'état de cet appareil. Ces grandes manifestations nerveuses sont en corrélation étroite avec la fonction de l'ovaire; elles font silence dans les périodes intermenstruelles, pour reparaître, avec une intensité nouvelle, au retour de chaque menstruation; on ne les constate, ces troubles nerveux, qu'à partir de la formation et jamais après la ménopause; enfin, et ceci, nous semble-t-il, est une démonstration irréfutable, il suffit souvent, chez les femmes atteintes de cette névropathie, de presser un peu fortement sur les ovaires, surtout aux époques, chez d'aucunes même, dans les intervalles, pour déterminer, chez elles, de véritables crises, allant jusqu'aux phénomènes convulsifs.

N'est-il pas tout naturel de penser que, si une pression passagère, transmise à travers les parois du ventre, sur les filets nerveux de l'ovaire, peut atteindre ainsi, par la voie du grand sympathique, l'axe cérébro-spinal tout entier et mettre en branle tout le système nerveux, si la compression exercée par l'afflux sanguin physiologique de la menstruation, détermine un retentissement névropathique d'une égale intensité, n'est-il pas tout naturel d'admettre que des désordres généraux analogues, plus accentués et plus persistants, seront produits par la pression qu'exerce forcément sur ces mêmes filets nerveux, soit la fluxion de l'inflammation aiguë soit les dépôts plastiques dus à l'inflammation chronique de l'ovaire ?

Et c'est ainsi en effet; toutes les fois qu'une jeune fille ou une femme subit une de ces grandes perturbations nerveuses, dont nous allons esquisser le tableau et qui, tout naturellement, la cause étant inconnue, résistent à toutes les médications, *cherchez l'ovaire*, et vous y trouverez la cause primordiale de la névrose rebelle, laquelle, désormais, cette cause étant saisie et combattue, disparaîtra avec une étonnante facilité: *Ablata causa tollitur effectus.*

Cette névrose ovarienne est un véritable Protée, à aspects si variables, à caractères si divers, qu'on peut en résumer ainsi les symptômes: elle détermine, ensemble ou séparément, avec une intensité légère ou extrême, selon les cas, selon la nature de la malade et la résistance qu'elle oppose à l'affection, toutes les manifestations nerveuses possibles, sans aucune exception.

Nous disons que l'intensité du mal est en raison inverse de la résistance que la patiente oppose à ces coups, c'est qu'il n'est point de maladie, en effet, sur laquelle le moral ait plus d'action, et la volonté plus de pouvoir.

Une femme vaillante, une jeune fille d'un caractère ferme, peuvent réduire à leur plus simple expression les manifestations de cette névrose, les natures faibles et sans ressort sont terrassées par elle: « Comment ces accès ne vous prennent-ils jamais en scène », demandions-nous à une grande artiste, qui était tourmentée tout le jour par des crises intolérables; « *Parceque je ne le veux pas,* » nous répondit-elle, et cela était vrai.

La femme affligée de cette maladie peut, par la puissance de sa volonté, non pas la faire disparaître, mais en éloigner et en atténuer les crises; les autres, incapables de se défendre, les subissent douloureusement; d'autres, moins énergiques encore, peuvent en être frappées, rien que par le spectacle des crises qu'elle détermine, ce qui explique l'espèce de contagion de ce nervosisme spécial, si souvent observée et dans les siècles passés et de nos jours.

Tantôt cette névrose se réduit à des désordres légers de l'intellect, une humeur capricieuse et changeante, aussi près du rire que des pleurs, des préoccupations bizarres, des rêveries vagues, des pressentiments moroses, une hypochondrie invincible; le moindre bruit, une émotion, la plus légère secousse physique ou morale, font éclater la malade en sanglots, auxquels succèdent avec rapidité soit le retour à l'humeur normale, soit une expansion de gaîté tout aussi singulière.

Cet état d'esprit des malades atteintes de la névrose ovarienne, constitue ce qu'on appelle dans le monde, des nerfs, des vapeurs, le tempérament, l'humeur ou le caractère nerveux, ce qu'on a appelé plus récemment le nervosisme; quelque soit le nom dont on le nomme, ce nervosisme-là, chez une jeune fille ou chez une femme, même à ce faible degré, a toujours, pour centre d'irradiation le système utéro-ovarien et ne peut être efficacement combattu qu'en traitant les lésions dont il est le siège; les malades elles-mêmes en ont, sinon la notion précise, tout au moins l'instinct, car elles sentent, à l'approche de leurs époques, des espèces de poussées nerveuses et, à la fin des périodes menstruelles, de véritables détentes, un soulagement appréciable, ce qui établit pour elles, envers et, contre toutes les théories, l'origine réelle de leur malaise.

A un degré plus intense et surtout chez les constitutions plus fragiles, les désordres s'étendent sur les diverses fonctions de l'organisme; l'appétit est nul ou dépravé, enclin aux bizarreries alimentaires, aux épices, aux condiments, au vinaigre, parfois même aux substances non alibiles.

Il peut survenir une salivation excessive, des crachotements, des envies de vomir, des vomissements de matières muqueuses, des crampes ou des brulements à l'estomac, une constipation plus ou moins rebelle, accompagnée d'un développement excessif de gaz intestinaux et de ballonnement. Des palpitations nerveuses, la toux nerveuse et sèche qui fait naitre tant d'alarmes, et qui parfois prend un caractère spasmodique, qui la fait ressembler à un aboiement, la constriction de la gorge, où les malades éprouvent la sensation d'un corps étranger, des extinctions de voix subits, et qui disparaissent avec autant de rapidité qu'elles sont venues; telles sont les manifestations de la maladie, à un plus haut degré d'intensité.

La sensibilité peut être abolie jusqu'à une paralysie telle qu'on peut larder les patientes de coups d'aiguille, sans qu'elles en aient le sentiment; elle peut être exagérée jusqu'à donner naissance à de cruelles névralgies, dans tous les points du corps et surtout à la tête, où elle constitue une migraine localisée à la région du front et tout-à-fait caractéristique. Les mouvements peuvent être également frappés de paralysies partielles, plus ou moins étendues ou, au contraire, ils peuvent être désordonnés et deviennent alors des contractures ou des convulsions; à ce degré, la maladie donne lieu à des crises d'intensité variable, avec perte plus ou moins complète de connaissance, mouvements désordonnés, membres tordus, face contractée en un rictus bizarre, pleurs abondants, cris rauques ou bien silence morne et physionomie extatique ou hébétée.

Toutes les malades atteintes de cette névropathie, ainsi que cela s'observe d'ailleurs dans toutes les grandes perturbations du système nerveux, émettent, même dans l'intervalle des crises, une urine abondante, peu chargée de principes, d'une très faible densité, ce qui est un signe d'une importance capitale, pour les praticiens, qui, comme nous, daignent condescendre à examiner les urines de leurs malades,

ce qui, dans l'espèce, n'est point à dédaigner, étant donné le caractère si divers, si changeant d'une affection qui a donné lieu aux plus nombreuses erreurs de diagnostic. Au moment des crises, cette émission devient excessive, l'urine est à peine chargée de principes et n'accuse, comme densité, que 1001° à 1004°, alors que la densité normale est de 1017° à 1020°; il n'est pas rare d'ailleurs de voir de l'incontinence ou de la rétention d'urine survenir dans l'intervalle des accès.

Le ballonnement du ventre se résout assez généralement par une abondante émission de gaz, à la fin de chacune de ces crises, qui laissent la malade allanguie, abattue, attristée, jusqu'à la crise prochaine, qui renaîtra, soit spontanément, soit sous l'influence du retour de la menstruation, ou bien encore par suite d'une impression morale vive ou d'une secousse physique un peu brutale.

Il faut considérer les malheureuses femmes, atteintes de cette névrose spéciale, comme de véritables piles organiques, arrivées à leur summum de tension et que le moindre choc fait vibrer. Elles sont, dans l'espèce humaine, ce que sont les animaux électriques, les Gymnotes et les Torpilles, avec cette différence que ceux-ci déchargent leur fluide nerveux accumulé sur les êtres qui les approchent, tandis que c'est sur leur propre organisme, que les femmes atteintes de névrose font porter ces commotions redoublées.

Faut-il ajouter que cette névrose, quand elle va jusqu'à ses extrêmes limites, peut frapper l'intelligence des plus graves perturbations? Les maisons d'aliénés sont peuplées, en proportion à peu près égale, d'hommes et de femmes; cela tient à ce que, si le tempérament propre des unes peut les conduire, à la suite de ces grandes névroses, jusqu'à la folie, les vices de l'homme, l'ivrognerie particulièrement, suffisent pour rétablir la proportion.

Tel est, esquissé à grands traits, le tableau de cette affection, dont la racine, pour les uns, est à l'ovaire, pour les autres, à la matrice, sûrement dans le groupe utéro-ovarien, et qui, encore une fois, comme toute maladie, ne peut être efficacement, radicalement combattue que si on l'attaque dans cette racine même; la convulsion, le désordre nerveux n'étant ici que le symptôme, les anti-nerveux, les anti-spasmodiques ne peuvent qu'atténuer, adoucir la crise; le traitement de la maladie de l'ovaire ou de l'appareil utéro-ovarien, la résolution, la fonte des dépôts hémorrhagiques ou plastiques qui compriment et endolorissent ses filets nerveux, telle est la seule médication sérieusement et définitivement curative, nous l'avons exposée plus haut; elle peut toujours, nous le savons, être administrée par la malade elle-même, ce à quoi tiennent tout particulièrement les patientes, toujours fort rétives à l'intervention du praticien, aussi bien pour le traitement que pour le diagnostic.

CHAPITRE V

Tumeurs des Ovaires.

Nous avons déjà dit comment l'inflammation des ovaires, lorsqu'elle a son siège dans la substance medullaire, peut donner lieu à un développement hypertrophique de ses éléments solides. Nous avons dit également que, même avec des soins appropriés, on obtenait, avec une extrême lenteur, la résolution de cette inflammation quand elle est passée à l'état chronique; mais, si on la néglige, il n'est pas besoin de longues démonstrations pour établir qu'ici comme partout, le principe morbide non combattu ne s'arrête point spontanément dans sa marche; à l'ovarite chronique simple, négligée, succède fatalement la dégénérescence fibreuse, épithéliale, tuberculeuse ou cancéreuse, qui se développera désormais d'une façon incessante, pour finir par envahir et détruire le tissu sain de l'ovaire, puis celui des organes voisins, puis enfin par produire une intoxication mortelle de l'organisme tout entier.

De ces tumeurs solides, assez rares du reste, nous n'avons rien de particulier à dire. Forcé d'abréger dans ce court exposé, nous renvoyons pour ce qui les concernes à ce que nous disons des dégénérescence et tumeurs de la matrice, dans l'opuscule les Grandes Maladies du Siècle, que nous consacrons aux affections de l'appareil utéro-ovarien. Ce que nous y disons des tumeurs de la matrice peut s'appliquer aux dégénérescences de l'ovaire et nous le résumerons en ce suprême avis: la femme doit apporter tous ses soins à les prévenir, car, trop souvent, le médecin est impuissant à les guérir.

Souvent ces tumeurs, les tumeurs malignes surtout, donnent lieu, à la longue, à de la purulence et les produits de la suppuration, en s'accumulant, forment poche ou kyste, ce qui constitue des tumeurs Mixtes, solides et liquides, assez rares également, par rapport aux tumeurs exclusivement liquides, dont nous allons parler.

CHAPITRE VI

Kystes des Ovaires.

Ces tumeurs là sont, au contraire, très fréquentes et on le comprendra de reste, si on se reporte à l'étude que nous avons faite, au début de ce travail, sur la contexture et la fonction des ovaires, si l'on n'a point oublié non plus ce que nous avons dit des conséquences fatales des inflammations de cet organe.

Des milliers de petites vésicules parsèment la couche corticale de l'ovaire ; l'une d'elles subit chaque mois un développement fluxionnaire excessif, qui aboutit à la rupture de la poche ; que cette vésicule soit profondément située, que la paroi fibreuse qui doit se rompre, doublée par un travail inflammatoire précédent, résiste à la poussée du liquide intérieur, la rupture n'aura pas lieu. Mais, cette rupture n'ayant pas lieu, la chute de l'ovule étant empêchée, l'afflux sanguin continuera à agir, et son action ne fera que développer toujours, inexorablement, la poche vesiculaire, qui, à partir de ce moment s'appellera *Kyste* de l'ovaire.

Tous les praticiens sont d'accord sur ce point que les débuts des Kystes de l'ovaire sont insidieux; ils disent tous que, dans la majorité des cas, on n'est prévenu de leur venue que par le développement d'une tumeur dans l'un des côtés du bas-ventre, signalée le plus souvent par les malades elles-mêmes; cela tient, encore une fois, à ce que les femmes ne veulent pas tenir compte des désordres précurseurs de la maladie, des signes que leur ont fourni les inflammations chroniques de l'ovaire, ***qui précèdent toujours les développements kystiques***. Quand le kyste est survenu, que la malade peut, par elle-même, constater la présence de cette tumeur, prise de terreur, elle court au praticien, comme s'il s'agissait d'un épisode tout nouveau; mais, que celui-ci l'interroge avec soin, et il pourra toujours assigner, comme point de départ de la maladie, un accident, choc, coup, secousse, émotion, refroidissement, survenu pendant la période menstruelle et ayant, par conséquent, substitué à la fluxion passagère une inflammation persistante; la patiente reconnaîtra également qu'elle a, à la suite de cet accident, ressenti tous les symptômes de l'ovarite chronique, sans vouloir s'en préoccuper; elle avouera enfin qu'elle a subi les symptômes de l'induration inflammatoire des tissus, c'est-à-dire la rupture de plus en plus laborieuse des vésicules, se traduisant par des menstruations de plus en plus difficiles.

Ce kyste, qui peut avoir une ou plusieurs cavités accolées, selon qu'il est le produit de l'hypertrophie d'un ou de plusieurs ovisacs, parti du volume microscopique de ces cavités à l'état normal, arrive lentement mais fatalement à un développement extrême; on en a vu qui contenaient jusqu'à cent litres de liquide ! On comprend, sans qu'il soit besoin d'insister, en quel état d'épuisement, d'amaigrissement et de marasme, une pareille production morbide peut plonger les malheureuses malades.

Quant au contenu de ces poches, c'est généralement un liquide albumineux, au sein duquel on rencontre parfois des éléments de suppuration, du sang, des débris d'épithélium, parfois même, chose plus singulière, des productions fœtales : des cheveux, des dents, des débris d'os bien reconnaissables.

Et tout cela pour une petite misère pathologique, que la femme a laissé passer inaperçue, qu'elle s'est parfois obstinée à cacher et dont un traitement médical, facile et certain dans ses effets, l'aurait sûrement et promptement débarrassée !

N'est-il pas nécessaire, en face de ces éventualités terribles, de jeter le cri d'alarme, de dire, de répéter, comme nous le faisons aux jeunes filles et aux femmes, qui le plus souvent l'ignorent : « Prenez garde, soyez attentives : vous avez une fonction périodique, « dont l'accomplissement réclame les plus « grands ménagements ; toute imprudence « commise ; pendant qu'elle s'accomplit « se paie par un désordre, et ce désordre, « non soigné, peut avoir, pour conséquence « et pour terme, ce terrible kyste de l'ovaire, « dont le nom seul vous fait frémir. Si, « par ignorance ou insouciance, vous les « avez provoqués, sachez bien qu'à l'état « naissant, pris dès le début, ces désordres « sont essentiellement du domaine de la thérapeutique médicale et peuvent être combattus, aisément et sûrement, sans qu'il soit « nécessaire de vous soumettre à des explorations pénibles, à des manœuvres directes « qui alarment votre pudeur ; soignez et soignez sans retard, cette ovarite, qui reste des « mois et des années avant de dégénérer en « tumeur ou en kyste, comme si la bienfaisante « nature voulait vous laisser le temps de vous « défendre, avant de vous frapper à mort ! »

Eh ! quoi, les kystes de l'ovaire sont-ils donc toujours et fatalement mortels ? Non certes : il en est même, et en certain nombre, qui, pris avant leur développement ultime, ont pu céder aux moyens purement médicaux, à la thérapeutique hydragogue, souvent aussi efficace, dans ces cas, que dans toutes les hydropisies ; mais, pour ces quelques guérisons, combien d'autres kystes absolument rebelles à toute médication et pour lesquels il faut en arriver quand même, soit à ces ponctions, dont la répétition finit par exténuer les malades, soit à l'Ovariotomie c'est-à-dire à l'enlèvement complet du kyste et de l'organe qui le porte.

Certes c'est une précieuse ressource, l'ovariotomie, dans les cas désespérés; quand la médecine, après des tentatives sérieuses et bien définitivement infructueuses, a dit son dernier mot, il faut bien, en fin de compte, y recourir, mais qui ne comprend, sans plus ample explication, qu'il doit survenir bien des désastres, soit dans le cours même de cette longue et cruelle opération, soit comme conséquence de la vaste lésion qu'elle fait au péritoine. Nous savons bien qu'il y a des statistiques très rassurantes, qu'on emploie aujourd'hui des moyens capables de rendre ces péritonites moins fréquentes et moins meurtrières, mais nous savons aussi que tous les praticiens prudents voient avec une véritable anxiété, s'introniser chez nous ces opérations hasardeuses que nous envoie le génie des Américains, et nous sommes assuré qu'en dépit du fanatisme de certains chirurgiens, qui font de l'ovariotomie, c'est-à-dire d'une opération mortelle au moins une fois sur deux, l'unique moyen de guérison des kystes de l'ovaire, ces praticiens, qui comptent un peu plus sérieusement avec la vie humaine, disent et diront toujours que c'est là une ressource suprême, à laquelle on ne doit recourir qu'après avoir épuisé tous les autres moyens de curation.

En présence de la certitude absolue où sont les malades, d'aboutir à des maladies de cette nature, ayant pour *ultima ratio*, une opération de cette gravité, aussi souvent mortelle et dans le cours de l'exécution et dans les suites, n'y a-t-il pas lieu de s'étonner que des milliers de femmes s'exposent, de gaieté de cœur, à ce terrible avenir, et qu'il soit besoin de répéter une fois encore, pour terminer, l'avis que nous leur avons donné déjà plusieurs fois dans le cours de ce travail.

Singulière bizarrerie de l'esprit féminin ! Il y a deux groupes d'organes, qui sont, par leur contexture, à peu près également exposés aux inflammations, étant l'un et l'autre largement vascularisés: ce sont l'appareil respiratoire et l'appareil utéro-ovarien. Ce dernier doit à ses fluxions menstruelles, à ses lésions physiologiques, se répétant périodiquement, une prédisposition aux maladies, que n'a d'ailleurs aucune autre partie de l'organisme. Pour le poumon, les inflammations simples, bronchites et pneumonies, insuffisamment soignées, aboutiront à une maladie redoutable et redoutée, la Phtisie pulmonaire, dénommée dans la langue usuelle d'un nom caractéristique, *Rhume négligé*;

l'Ovarite négligée devient elle à la longue, une maladie tout aussi terrible que la phtisie, la tumeur ou le kyste de l'ovaire. Eh! bien, voyez la différence de traitement pour les maladies de poitrine et pour les maladies du bassin: il n'est pas de mère qui, à l'heure fatale des grandes déviations de l'organisme, ne guette avec un soin méticuleux, toutes les manifestations pulmonaires; il n'en est point qui ne couvre de laine la poitrine délicate de sa fille, qui ne la condamne au repos à la chambre, s'il fait froid ou brumeux; à la moindre toux, même à l'apparition de cette toux nerveuse, qui appartient, comme nous le disions, à la névrose ovarienne, comme à tant d'autres névroses, elle se met à trembler; à l'apparition d'une goutte de sang dans les crachats, elle accourt effarée chez le praticien! Mais elle laisse, presque sans s'en préoccuper, la fonction féminine s'effectuer au petit bonheur; la fillette peut sortir, pendant qu'elle s'accomplit, aller dans le monde, sauter, se mouvoir, etc., sans règle ni mesure; si cela va bien, tant mieux, si cela s'arrête ou dévie, si quelques symptômes, une douleur dans les flancs, une irrégularité dans la menstruation, signes qui équivalent, pour cet appareil, à la toux, aux crachats rouges, pour les poumons, se manifestent, la patiente recule, à la seule pensée d'un aveu qui fait surgir à l'horizon, pour son esprit, l'idée d'une exploration, qui, nous ne saurions le répéter, est d'ailleurs absolument inutile.

Quant aux moyens de préservation, qu'on juge combien ils sont négligés : spécialiste des affections de la femme, nous voyons, par milliers, chaque année, des affections de cette nature ; lorsque nous prescrivons les soins hygiéniques indiqués, et que nous arrivons à cette formule nécessaire: porter de la laine sur le corps, neuf fois sur dix, nous voyons un visage étonné, et nous recevons cette réponse stéréotypée: de la flanelle, Docteur, mais je ne tousse pas, j'ai une poitrine excellente ! Oui, madame, de la flanelle, non pas pour votre poitrine excellente, pour vos poumons parfaitement sains, mais pour d'autres organes, non moins délicats, non moins précieux, et qu'il faut, plus soigneusement peut-être que les poumons, à cause de leur fonctionnement même, qui les expose à tant de périls, préserver des intempéries et non par une ceinture qui les couvre mal et ne tient pas bien, mais par des gilets qui restent mieux appliqués, et qu'il faut faire assez longs, pour constituer une enveloppe tutélaire à cet appareil délicat que le bassin recèle en sa cavité et auquel tout votre avenir, au point de vue de la santé, est attaché ! Certes, cela est sage, cela est prudent de veiller sur la poitrine des fillettes et des femmes, mais encore cela n'est-il vraiment nécessaire que pour les constitutions délicates et les tempéraments fragiles, tandis que des soins analogues sont indispensables pour l'appareil utéro-ovarien, si souvent ébranlé, et cela, pour toutes les femmes, sans distinction, pour toutes les constitutions et tous les tempéraments, puisque toutes les femmes, fortes ou délicates, ont, dans l'accomplissement régulier de la fonction qui lui est dévolue, une cause, la cause principale des ovarites.

Donc, il faut par des soins attentifs, une hygiène bien entendue, prévenir l'ovarite aiguë; mais il faut la soigner, tout de suite, à sa première manifestation, toute légère qu'elle soit, c'est-à-dire, à la première irrégularité menstruelle, à la première pointe de douleur ressentie, avec ou sans pression, dans la région du bas-ventre; il faut la soigner sans retard, si on ne veut la voir devenir *chronique,* ce qui veut dire, non pas, comme on le croit trop généralement, incurable, mais bien lente, dans sa marche, lente aussi à se modifier, sous l'influence du traitement; il faut la soigner encore et sans tarder, l'orsqu'on l'a laissée arriver à la chronicité, puisque, à défaut de soins, chaque menstruation nouvelle vient ajouter à l'induration de l'organe, et augmenter d'autant les chances d'un danger bien autrement redoutable; il faut la soigner, puisque l'ovarite négligée aboutit fatalement, ainsi que nous nous sommes efforcés de le démontrer, à des affections contre lesquelles, dans la majorité des cas, échouent les efforts de la médecine, et contre lesquelles la chirurgie n'a d'autres ressources que l'opération la plus terrible, la plus meurtrière qu'onait encore pratiquée sur l'être humain !

TROISIÈME PARTIE

RELATIONS

DE

GUÉRISONS.

Nous publions, dans chacun des numéros de notre journal, l'*Uroscopie*, un compte-rendu sommaire des cures obtenues dans notre pratique, par la rigoureuse application de notre méthode. Quelques amis de nos idées ont pensé que cette revue clinique était désormais inutile, estimant qu'après vingt-trois années de lutte et de discussion, cette méthode avait trouvé, dans le succès de notre cabinet, comme aussi dans la généralisation de son emploi, une justification suffisante de sa supériorité.

Nous ne sommes pas de cet avis: nous sommes bien placé pour apprécier sainement la puissance de résistance que la routine oppose aux idées nouvelles; nous savons pertinemment combien la raison et la vérité ont d'obstacles à renverser, pour arriver à la conquête absolue et définitive des esprits. C'est pour cela, qu'à nos sens, il faut pour asseoir solidement une doctrine nouvelle, en médecine surtout, plus que des arguments, quelque décisifs qu'ils soient, il faut encore des preuves positives et ces preuves, notre clinique les fournit à foison.

Là, en effet, nous relatons les observations les plus remarquables de notre pratique, les guérisons obtenues, grâce à notre méthode de diagnostic et le traitement, le plus souvent dans des cas réputés incurables, dans des affections dont la réputation est faite, non-seulement dans le corps médical, mais aussi dans le monde et dans une énorme proportion, dans les maladies dont nous venons d'esquisser l'histoire. Or, pour que chacun puisse se rendre compte de la réalité de ces cures, nous citons, non-seulement les noms, mais aussi les adresses des malades guéris, ce qui permet un contrôle facile, qui ne peut, en aucune façon, nous offenser, que nous appelons, au contraire, de tous nos vœux, puisqu'il doit, en somme profiter à la doctrine dont nous sommes, depuis le début de notre carrière, c'est-à-dire depuis de longues années, le défenseur persistant et convaincu.

Nous nous hâtons d'ajouter que nous ne faisons jamais figurer, dans ces colonnes, le nom d'une personne guérie, sans qu'elle nous en ait, d'elle-même et par écrit, donné l'autorisation.

Parmi les milliers d'observations consignées ainsi dans les colonnes de nos publications périodiques (*avec l'assentiment écrit et spontané*, de celles qui en sont l'objet, nous ne saurions trop le répéter), nous avons pris au hasard quelques relations de guérisons de la maladie de la matrice et de l'ovaire, en nombre très-limité, parce qu'il ne nous reste que quelques pages à remplir à la fin de cette brochure.

Faire connaître à nos lectrices, seulement au point de vue théorique ce que sont, ce que deviennent ces terribles affections eut été, nous semble-t-il, un travail sans grande utilité pratique: nous avons pensé qu'ici surtout, il y avait lieu de donner, après l'insertion, la preuve, après l'exposé de la doctrine, un extrait sommaire des résultats de notre clinique spéciale, qui constituera la conclusion naturelle et nécessaire de cet opuscule.

Relations de Guérisons.

Madame Vve Goussin, 39, rue de Douai, nous écrit:

Jamais je ne pourrai assez vous témoigner toute la reconnaissance que je vous dois pour m'avoir guérie d'un ulcère utérin datant de plus de dix ans. La vie m'éaitt devenue tout-à-fait insupportable. Ce ne sont pas tant lessouffrances aiguës que l'épuisement où cet ulcère m'avait réduite qui m'ont retenue plus de trois années sur le lit.

Je viens donc vous prier d'insérer cette cure dans votre journal. Pas un médecin n'avait pu me soulager et lorsque j'étais abandonnée de tous vous m'avez guérie.

Je croirais de la dernière ingratitude de ne pas proclamer votre science afin d'encourager les personnes qui, comme moi seraient atteintes d'une aussi cruelle maladie à suivre votre traitement.

Monsieur Noblet, 18, rue Lecourbe, nous écrit:

Je vous adresse mes remerciements le plus sincères, vous avez guéri ma femme et mes deux filles qui étaient atteintes chacune d'un ulcère très-grave à la matrice; guérison parfaite en 18 visites, dans l'espace de quatre mois.

Dans l'intérêt public je vous autorise à insérer la relation de cette guérison dans votre journal.

Monsieur A. Picot, à Doudeauville (Eure), nous écrit:

J'ai l'honneur de vous écrire pour vous renouveler mes sincères remerciements pour les soins assidus que vous avez prodigués à mon épouse pendant le cours de sa maladie.

Atteinte d'un ulcère cancéreux à la matrice, dès l'âge de 13 ans, elle fut soignée pendant quatre ans par divers médecins et le mal s'aggravait de jour en jour.

A l'âge de 17 ans elle eut recours à vous et après 7 mois de traitement elle a recouvré la santé; sa guérison est complète.

Madame Cosson, rue d'Aligre, 19, nous écrit:

Je ne sais comment vous exprimer ma reconnaissance, j'étais atteinte d'un ulcère à la matrice survenu à la suite d'une couche et qui me faisait souffrir depuis plus de trois mois.

Aujourd'hui je suis heureuse de vous dire que je me porte très bien; c'est pour cela que je me permets de vous adresser ces quelques lignes de remerciements et de reconnaissance.

Madame Tessèdre, 47, rue de Choizy, nous fait appeler, elle est atteinte d'une péritonite partielle, suite d'une ovarite droite et qui donne lieu à des signes d'une effrayante intensité; l'entourage de la malade, prévenu par le médecin, a déja pris les suprêmes mesures en vue d'un dénouement prochain, et c'est, comme ils disent, en désespoir de cause et *pour n'avoir rien à se reprocher*, qu'ils se décident à avoir recours à un médecin spécialiste.

Tout en approuvant, non par simple condescendance, mais parce qu'ils étaient en réalité bien choisis, les moyens employés jusqu'alors, nous croyons, vu l'urgence, devoir recourir à une médication révulsive énergique et, en très peu de temps, les symptômes de péritonite avaient disparu; il ne restait plus que la congestion de l'ovaire, cause et point de départ de l'affection: notre traitement spécial la fit disparaître en quelques semaines. Toutefois l'organe qui a été le siège de cette inflammation a gardé une certaine prédisposition aux congestions, et, tout dernièrement encore, la malade, dont la guérison a été obtenue il y a plus de deux ans, alarmée par quelques pointes de douleur, dont elle a appris par expérience à redouter les suites terribles, nous revenait consulter, ce qui nous permit et de la rassurer et de constater combien cette guérison a été complète et définitive.

Monsieur Rinquin, boulevard St-Vincent-de-Paul, 50, à Clichy, nous écrit: « Depuis 15 ans je souffrais d'une maladie nerveuse qui ne me laissait de repos, ni jour ni nuit, (douleurs intenses à l'estomac, vomissements, etc.) Depuis votre première ordonnance je n'ai plus rien senti. Ma fille était atteinte de consomption et *de troubles graves de la fonction menstruelle:* après l'avoir conduite près de plusieurs médecins, aux consultations d'hôpitaux, j'ai appris votre nouvelle adresse et vous l'ai conduite: un mois après ma fille était guérie. »

Madame Verdier, 24, rue de Sablonville, à Neuilly, atteinte d'un ulcère de mauvaise nature, très-étendu, vient nous consulter en janvier: six mois après, elle nous écrit, pour nous annoncer le maintien de sa guérison, la lettre suivante:

Depuis le mois de janvier je suis complètement guérie, les voisins qui m'ont revu il y a quelque temps ont été fort étonnés, ils me croyaient tous morte. Il faut dire que c'est à vous que je dois la vie, aussi mon mari et moi venons nous vous en témoigner toute notre reconnaissance et vous présenter nos remerciements.

Madame Rihm, 71, rue de Charenton, nous écrit: « Je viens vous témoigner ma reconnaissance pour la guérison que j'ai obtenue grâce à vos soins si éclairés. J'étais malade d'un ulcère que j'avais depuis plus de deux ans, et grâce à vous, je le répète, j'ai été parfaitement guérie en six semaines. Je voudrais que toutes les personnes atteintes de cette terrible maladie lisent ces lignes afin de s'adresser à vous, etc. »

Monsieur Saussier, à Ermenonville, nous écrit: Je viens vous remercier d'avoir, par vos soins et vos intelligents traitements, guéri en trois mois ma femme d'un ulcère au col de la matrice, et vous autorise à faire de cette lettre ce que bon vous semblera, etc.

Madame Gachenez, à Linas (Seine-et-Oise), est guérie en neuf mois d'un ulcère utérin, avec dégénérescence fongueuse de nature épithéliale.

Madame Soyer, rue des Partants, est guérie en deux mois d'une métrite avec ulcération étendue du col.

Madame Cosson, 19, rue d'Aligre, est guérie en trois mois d'un ulcère, intéressant toute l'étendue du col.

Madame Renuit, 74, rue des Partants, est guérie en six semaines d'un ulcère simple, de l'étendue d'une pièce de cinq francs.

Madame Andersen, 69, rue Oberkampf. Ulcère considérable datant de plusieurs années; végétations fongueuses, etc., troubles nerveux, consomption. Guérie en quatre mois.

Madame Darsenne, 3, rue Cousin, à Clichy. Ulcère profond, complications viscérales. Guérie en 2 mois.

Madame Farget, 20, rue de Paris, à Charenton-le-Pont. Ulcère malin, état général grave, douleurs intolérables, anémie, gastralgie. Guérison obtenue en trois mois de traitement.

Madame Adrien Pol, 5, rue de Francs-Bourgeois. Ulcère comprenant toute la surface du col avec végétations fongueuses. Six semaines de traitement. Guérison radicale.

Madame Vielfond, 17, rue Saint-Sulpice; guérie en deux mois d'un ulcère très-étendu. — Sa fille Mad[elle] Virginie Vielfond, même domicile, est guérie en 3 mois 1/2 d'un ulcère, avec dégénérescence, datant de plusieurs années.

Madame Bourquin, 18, rue Malher, est atteinte d'un ulcère profond avec végétations épithéliales pullulantes, qui oppose une longue résistance à notre médication: pourtant la guérison est obtenue, complète et définitive, en 6 mois de traitement environ. C'est le cas le plus rebelle de notre pratique, dans le cours de cette année.

Madame Goffin, 1, rue des Nonnains-d'Hyères. Ulcère énorme, complications; troubles nerveux d'une effrayante intensité, consomption. Guérison absolue en 3 mois de traitement.

Madame Guillong, 16, avenue de Paris, à Saint-Denis, son mari nous écrit: Espérant que la guérison surprenante de mon épouse fera venir à vous toutes les personnes atteintes, comme elle, d'ulcère, je publie partout l'efficacité de votre traitement, etc.

Madame Soyer, 42, rue des Partants, ulcère utérin 2e taille, guérie en 2 mois.

Madame Clauzade, 331, rue de Vaugirard, ulcère utérin, 1re taille, guérie en 3 mois.

Madame Simonneau, grande rue de Bondy, n° 23, ulcère utérin, 1re taille, guérie en 4 mois.

Madame Geoffroy, rue d'Agnesseau, n° 10, ulcère utérin, 1re taille, guérie en 3 mois.

Madame Robillard, rue Keller, 18, dégénérescence fongueuse de la muqueuse utérine, métrorrhagie; guérie en 2 mois 1/2.

Madame Schaeck, soixante ans, 142, rue de Fontenay, à Vincennes, ulcère utérin, guérie en 8 mois.

Madame Dutitre, 16, impasse Alexandre, (porte Clignancourt). Inflammation chronique de l'ovaire droite. Guérie en 5 mois.

Madame Rodolphe Laudon, à Chelles, Ovarite chronique, dégénérescence au début, guérie en 4 mois.

Madelle Lombart, à Chelles, inflammation chronique et commencement de dégénérescence de l'ovaire. Guérie en 4 mois.

Madame Labenère, 9, rue du Four-Saint-Germain. Névropathie générale portée jusqu'à l'hypocondrie, Ovarite chronique et s'accompagnant d'un dégoût de la vie très-prononcé, entièrement guérie en trois mois de traitement.

Madame Fauque, 69, rue Oberkampf. Névropathie utéro-ovarienne d'un extrême intensité, guérie en trois mois.

Madame Mézon, 33, rue de Clisson. Ovarite chronique, névrose générale avec crises intenses, guérie en 4 mois.

Madame Druet, rue Saint-Louis-en-l'Isle, 4, guérie en 9 semaines.

Madame Paillas, 44, rue Monsieur-le-prince, guérie en 3 semaines, ulcère profond, mais constitution très-saine.

Madame Bury, 19, rue Bagnolet, ulcère guéri en 2 mois.

Madame Fildard, rue Rambuteau, 85, ulcère, guérie en 3 mois.

Madame Riant, rue Rambuteau, ulcère, guérie en 3 mois.

Madame Boussignac, 61, rue de Lyon, guérie en 10 semaines.

Madame Clapin, rue Bronsac, à Cachan, guérie en 3 mois.

Madame Néglin, 45, Grand-Rue, à Arcueil, guérie en 3 mois.

Madame Rublanc, rue Ste-Croix-de-la-Bretonnerie, 40, guérie en 6 semaines.

Madame Dubois, 108, rue de Flandre, ulcère avec dégénérescence épithéliale, guérie en 5 mois.

Madame Cantouret, 3, rue d'Ormesson, guérie en 3 semaines.

Madame Constant, 20, rue St-Ambroise, guérie en 3 semaines.

Madame Galache, 15, rue Vitruve, guérie en 2 mois.

Madame Pagès, 15, rue Montmorency, ulcère guéri en 3 mois.

Madame Lesieur, 30, rue Chapon, ulcère guéri en 4 mois.

Madame Liégeois, 40, rue du Faubourg-St-Martin, ulcère guéri en 2 mois.

Madame Gauthier, 29, rue Basfroi, ulcère guéri en 3 mois.

Madame Puits, 68, rue des Boulets, ulcère guéri en 3 mois.

Madame Guiborat, 37, rue Censier, ulcère guéri en 6 semaines.

Madame Munier, 14, rue de la Jussienne, ulcère guéri en 2 mois.

Madame Constant, à Chelles, ulcère guéri en 3 mois.

Madame Huet, 28, rue Muller, ulcère guéri en 3 mois.

Madame Bouzat, à Chelles, ulcère guéri en 2 mois.

Madame Chambolle, à Noisy-le-Sec, ulcère avec dégénérescence épithéliale profonde, guérie en 3 mois.

Madame Arquin, 146, rue du Temple, diabète sucré ancien (54 gr. de sucre) compliqué d'un ulcère utérin large et profond. — Guérie des deux affections en 4 mois.

Madame Pucet, 55, rue Oudot, diabète sucré ancien et grave (55 gr. de sucre), compliqué d'un ulcère utérin guéri en 2 mois.

Madame Minoufiet, Faubourg Saint-Martin, 126, ulcère fongueux (qualifié de dégérescence cancéreuse par plusieurs praticiens). Guérie en 6 semaines.

Madame Mauquin, Faubourg-Saint-Martin, 40, ulcère guéri en 1 mois.

Madame Gondel, 14, rue des Tournelles, ulcère guéri en 3 mois 1/2.

Madame Leroy, à Les Vy St-Pont, près Dampierre, ulcère de col et albuminurie, guérie en 2 mois.

Madame Desmoulins, rue St-Paul, 52, ulcère guéri en 2 mois.

Madame Favre, passage Pecquai, 11, ulcère guéri en 3 mois.

Madame Duramburger, rue d'Angoulême, 72, ulcère guéri en 3 semaines.

Madame Émile Loury, à Ernemonville, ulcère de la matrice, 1re taille, guérie en 4 mois de traitement.

Madame Martin, à Garennes, près Rueil, ulcère utérin, 1re taille, guérie en 5 mois de traitement.

— FIN —

TABLE DES MATIÈRES

PREMIÈRE PARTIE

La Matrice et ses Maladies.

DEUXIÈME PARTIE

Les Ovaires et leurs Maladies.

TROISIÈME PARTIE

Relations de Guérisons.

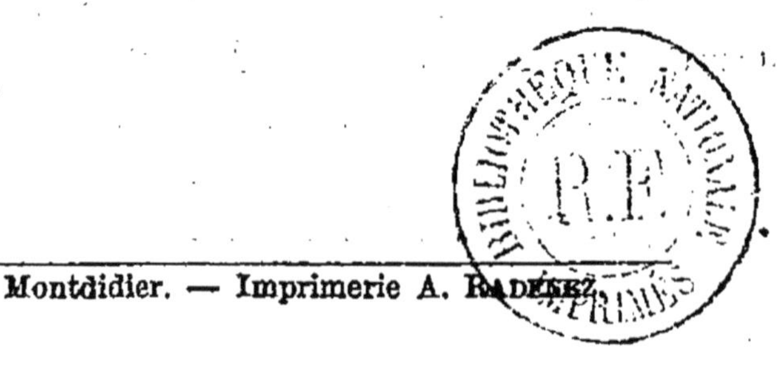

Montdidier. — Imprimerie A. RADENEZ.

BROCHURES DE MÉDECINE & D'HYGIÈNE

Le bureau des publications populaires a détaché des divers ouvrages du Dr GOUPIL, et publie en brochures les monographies suivantes que, dans un but de propagande et de vulgarisation, il délivre et envoie gratuitement *(contre demande affranchie)* à toute personne qui lui en fait la demande *(ajouter 30 centimes en timbres-poste, par brochure demandée, si on désire les recevoir* **sous pli cacheté**):

LE CARNET-GUIDE DES MALADIES CONTAGIEUSES, comprenant: 1° l'étude complète des deux grandes affections qui menacent et déshonorent la fonction génésique; 2° leur traitement complet *(sans mercure)* et notamment le mode d'emploi des Capsules-Injections, appareils brevetés, dus au docteur Goupil et adoptés immédiatement, comme une d plus heureuses innovations de ce temps, par le corps edical tout entier; 3° les règles d'hygiène préservatrice de ces redoutables affections.

LES PERTES SÉMINALES. Causes, symptômes et complications, désordres généraux: *(épuisement, hypocondrie, troubles cérébraux, etc.)*, traitement, hygiène.

LES GRANDES MALADIES DU SIÈCLE: *Étude sur les Affections de la Matrice et des Ovaires.*

Inflammation, Ulcère, Tumeurs de la Matrice; Ovaires et leurs Fonctions; Menstruation et ses Désordres; Inflammation, Névrose, Tumeurs et Kystes des Ovaires; Traitements, Hygiène.

L'APPAUVRISSEMENT DU SANG, PRÉLUDE DE LA MALADIE DE POITRINE, et son *Traitement rationnel.*

LE DIABÈTE SUCRÉ ET L'ALBUMINURIE: caractères chimiques et pathologiques, curabilité, traitement et régime.

LES MALADIES DE L'APPAREIL URINAIRE: *Incontinence et Rétention; Gravelle et Pierre; Catarrhe Vésical.*

LA SANTÉ, REVUE POPULAIRE DE MÉDECINE ET D'HYGIÈNE, paraissant tous les trois mois et publiant régulièrement le Traité d'Hygiène populaire du Docteur GOUPIL.

Abonnement d'un an: Un franc *(Réduction de moitié à toute personne s'occupant de Médecine ou d'Enseignement).*

www.ingramcontent.com/pod-product-compliance
Ingram Content Group UK Ltd.
Pitfield, Milton Keynes, MK11 3LW, UK
UKHW020229220726
13923UKWH00002B/575